痛みを希望に変えるコミュニティデザイン

紫牟田伸子・森 合音

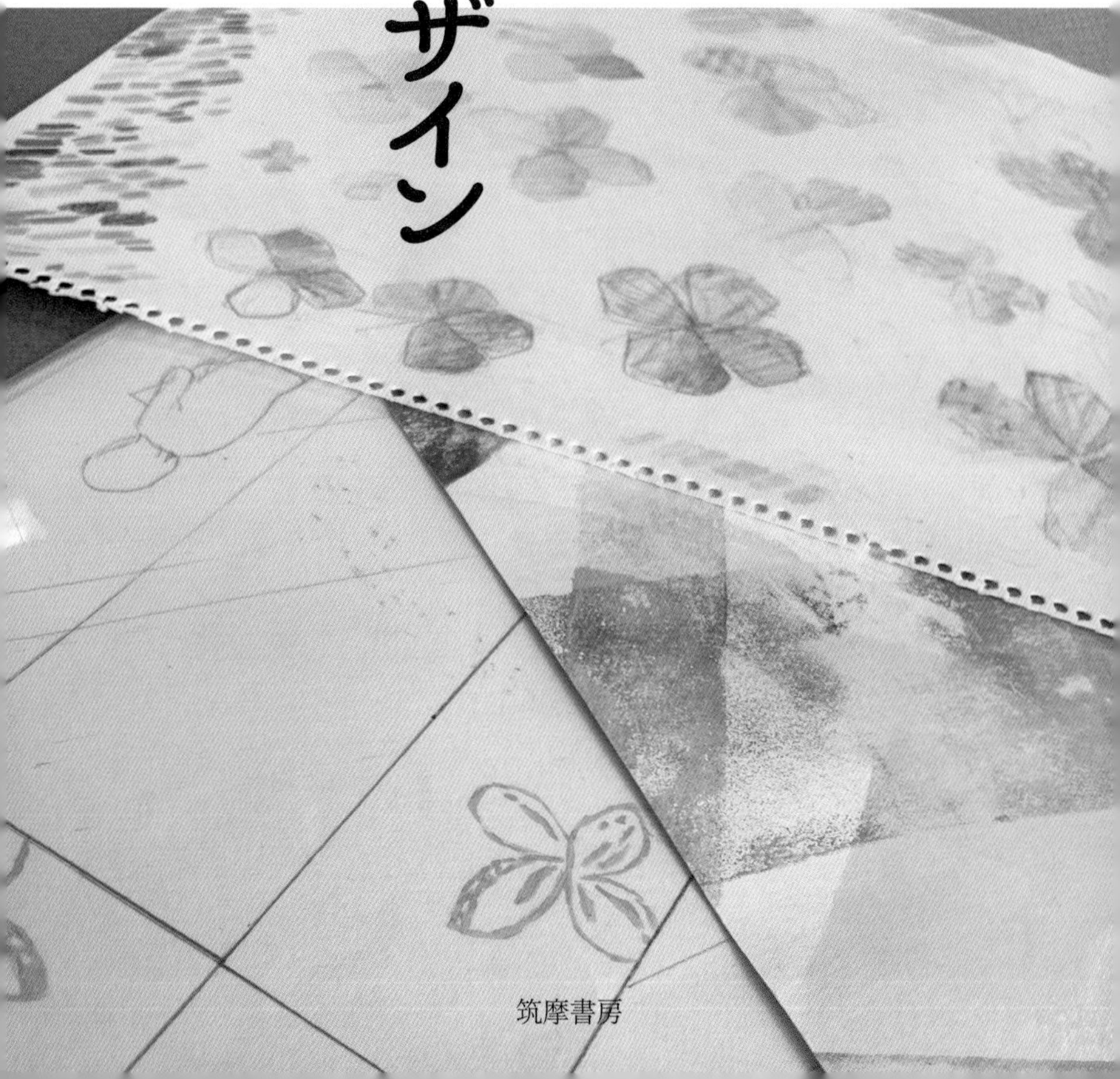

筑摩書房

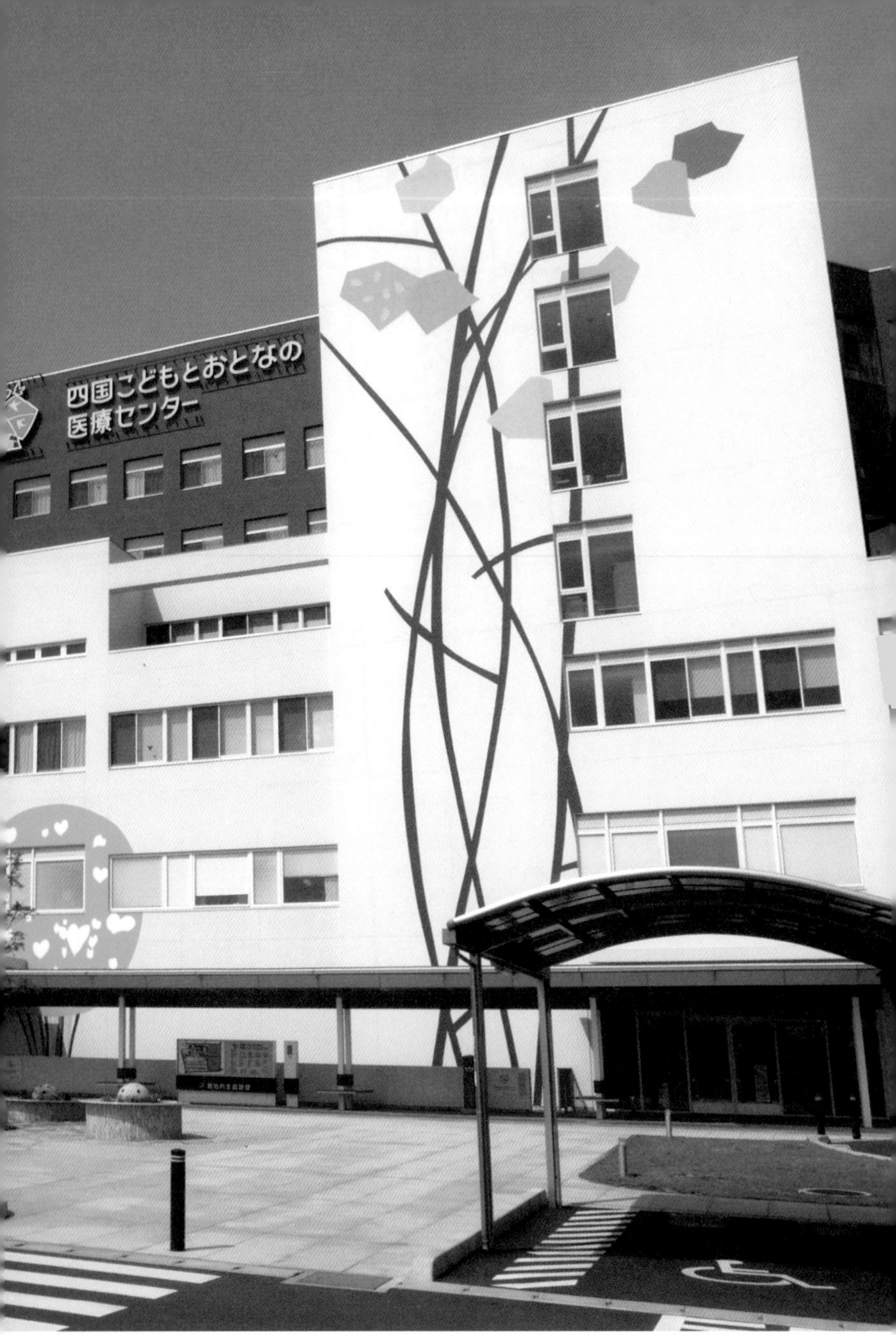
四国こどもとおとなの
医療センター

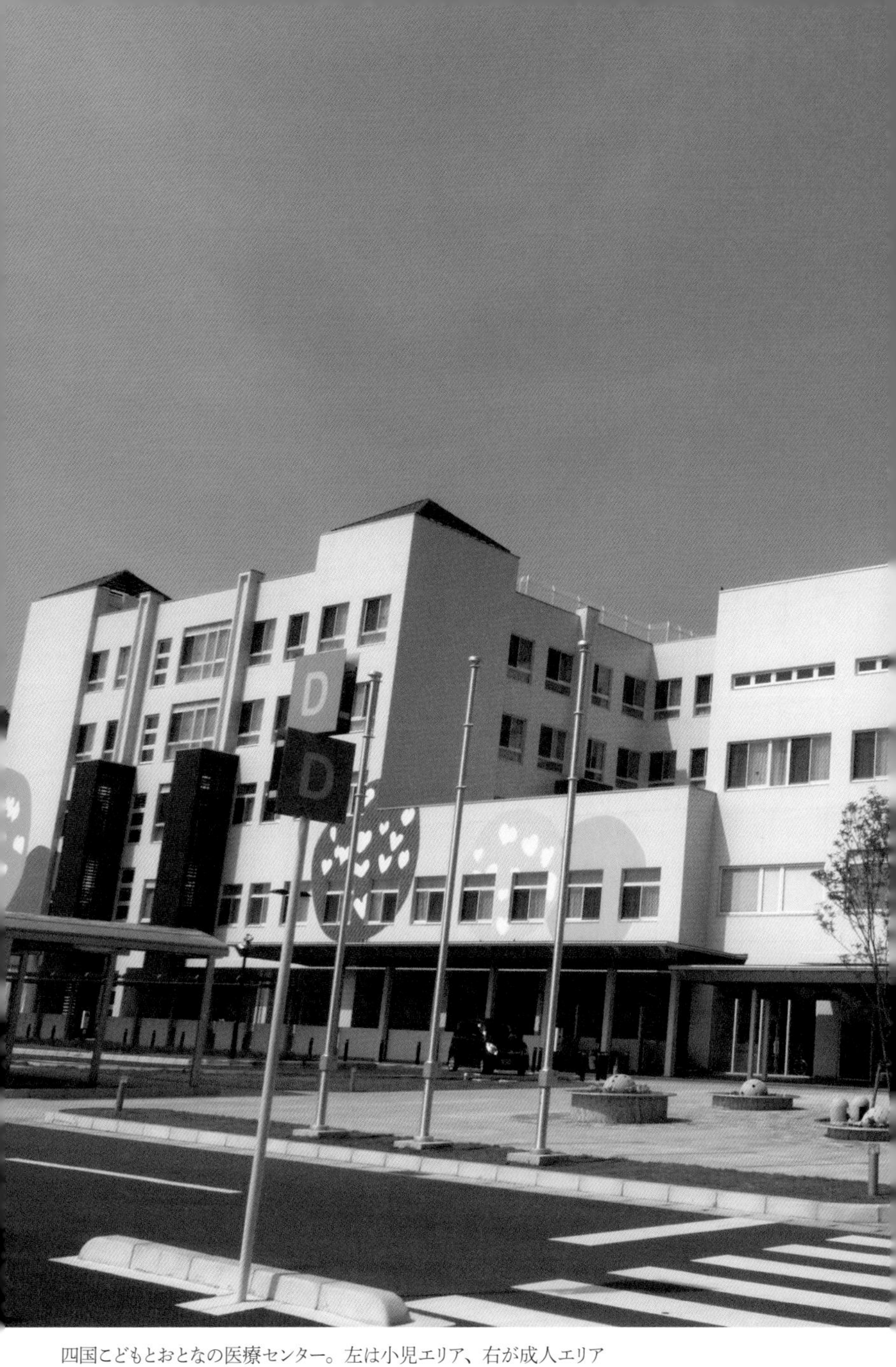

四国こどもとおとなの医療センター。左は小児エリア、右が成人エリア

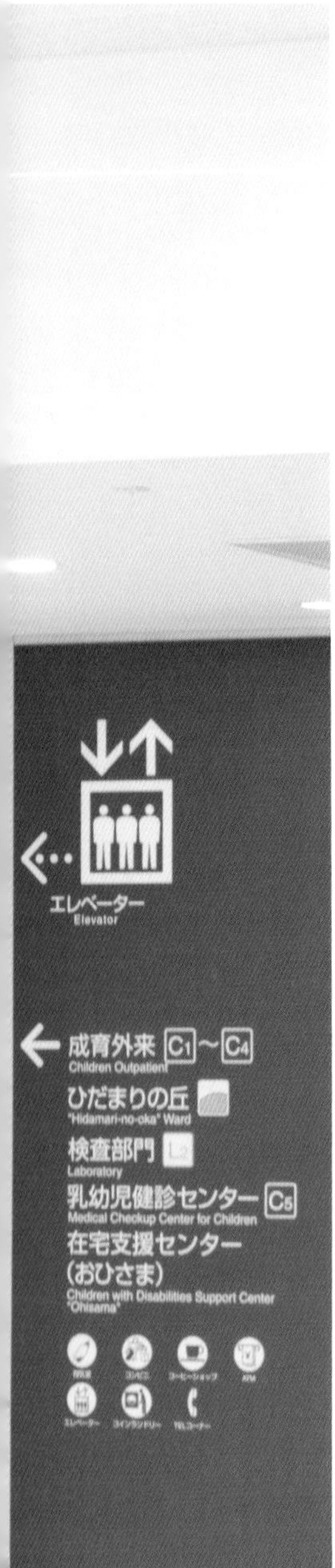

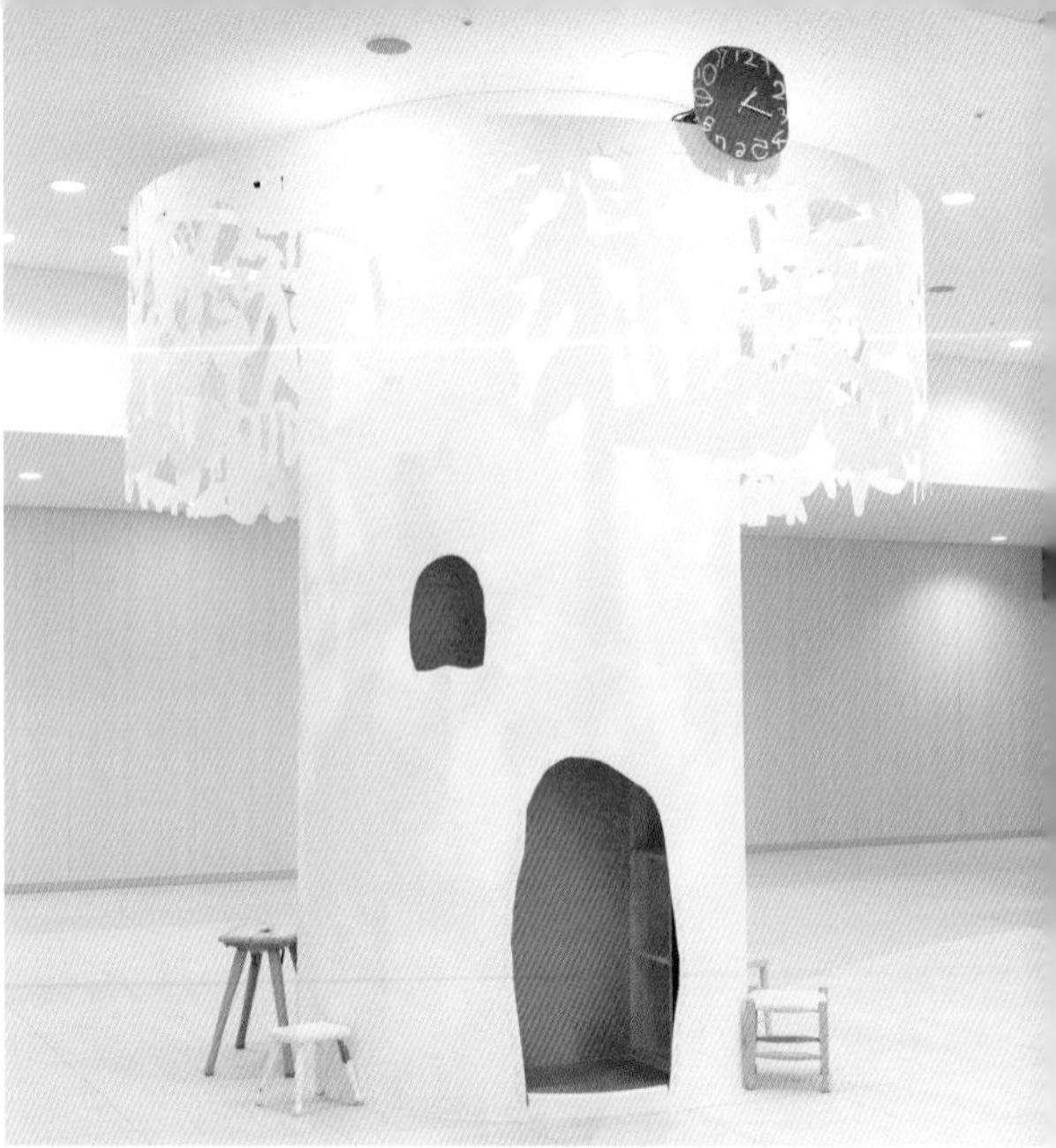

成育外来エントランスにある川嶋守彦さんのからくり時計「このき」

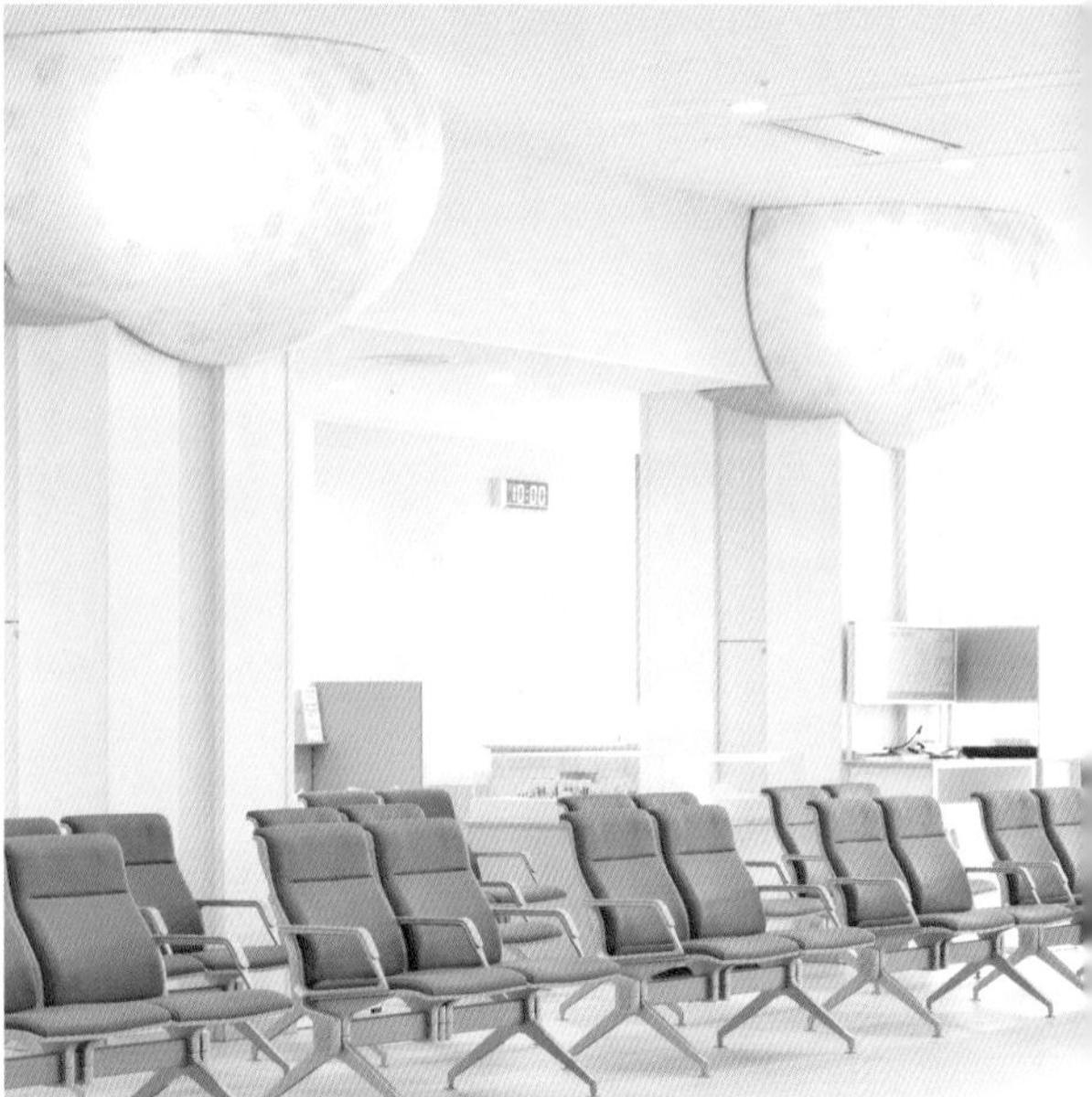

成人外来ロビーの天井の「こもれびのランプシェード」

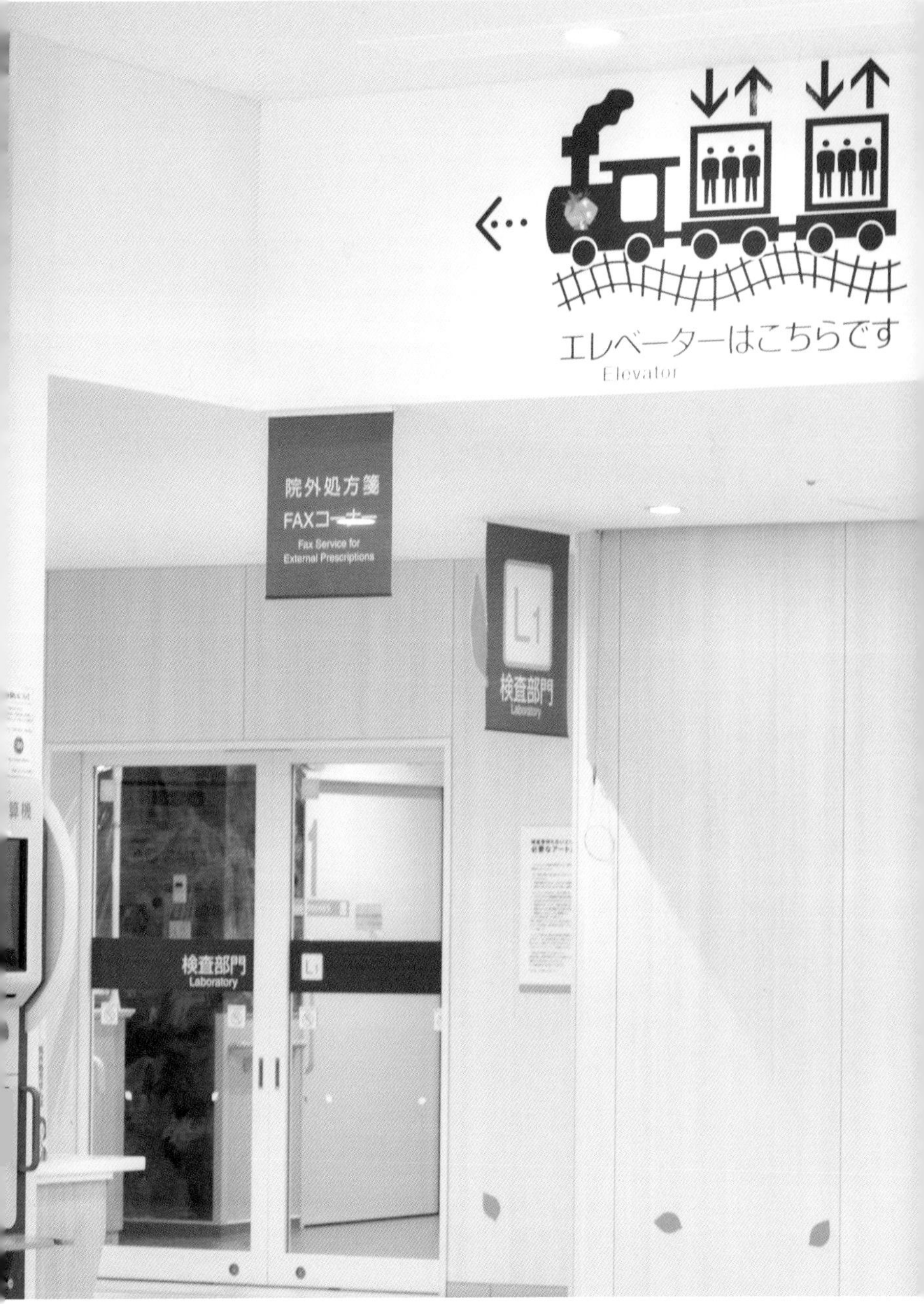

エレベーターへの道しるべ「エレベーターはこちらです」。このアイデアは新人研修の課題から生まれた

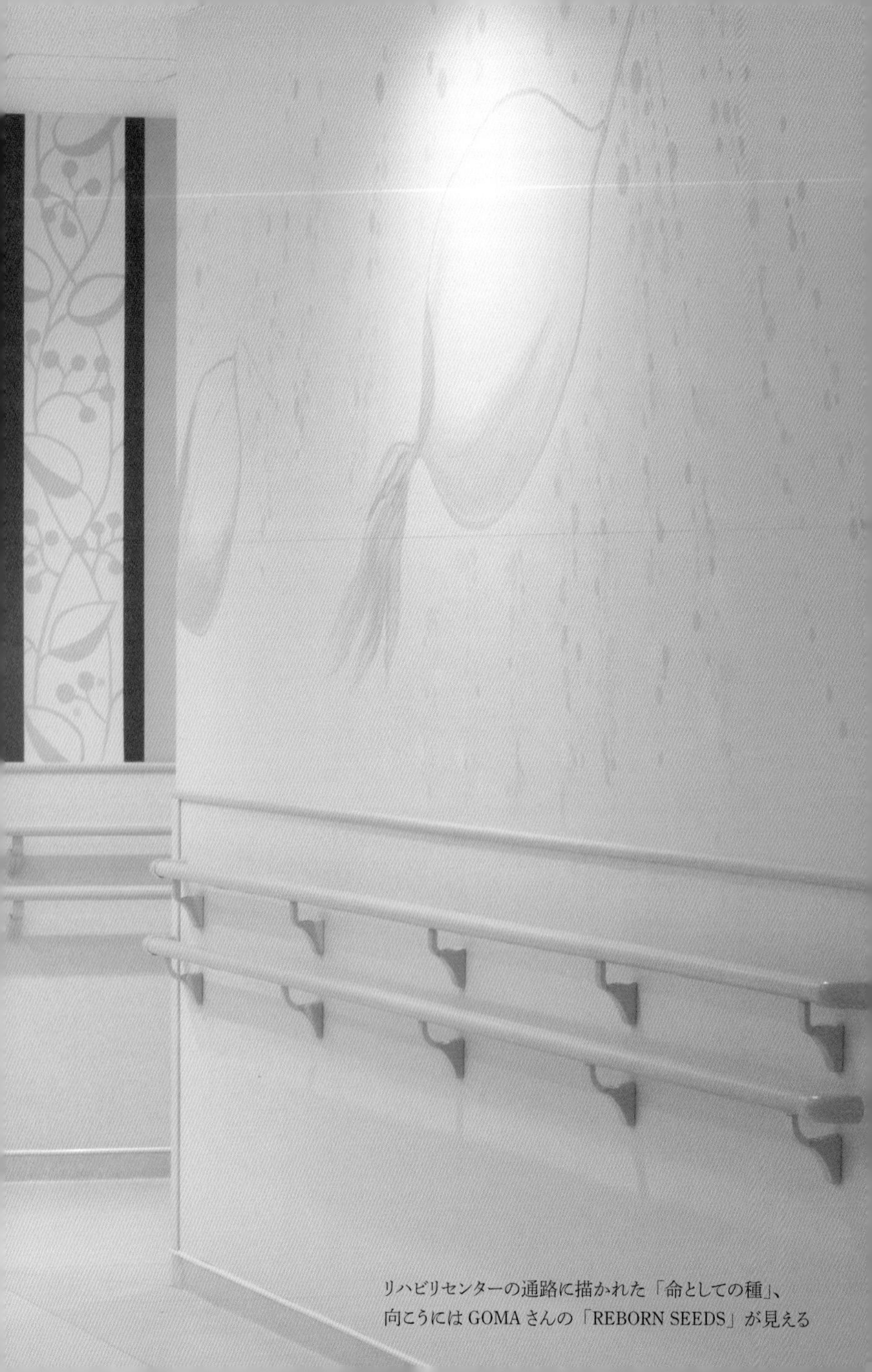

リハビリセンターの通路に描かれた「命としての種」、
向こうには GOMA さんの「REBORN SEEDS」が見える

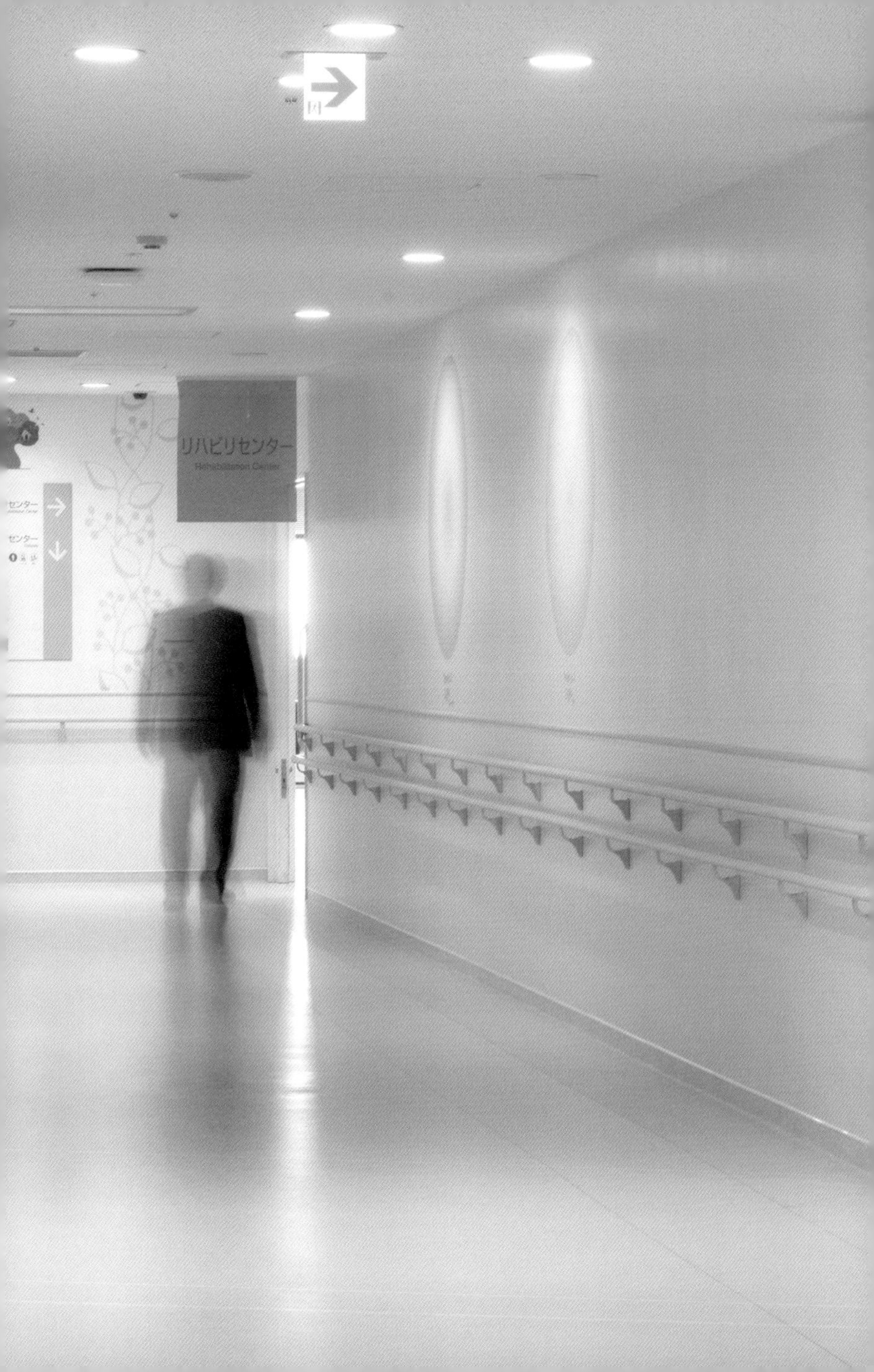
リハビリセンター

小児エリアは部門によって名前が付けられ、インテリアの色が統一されている

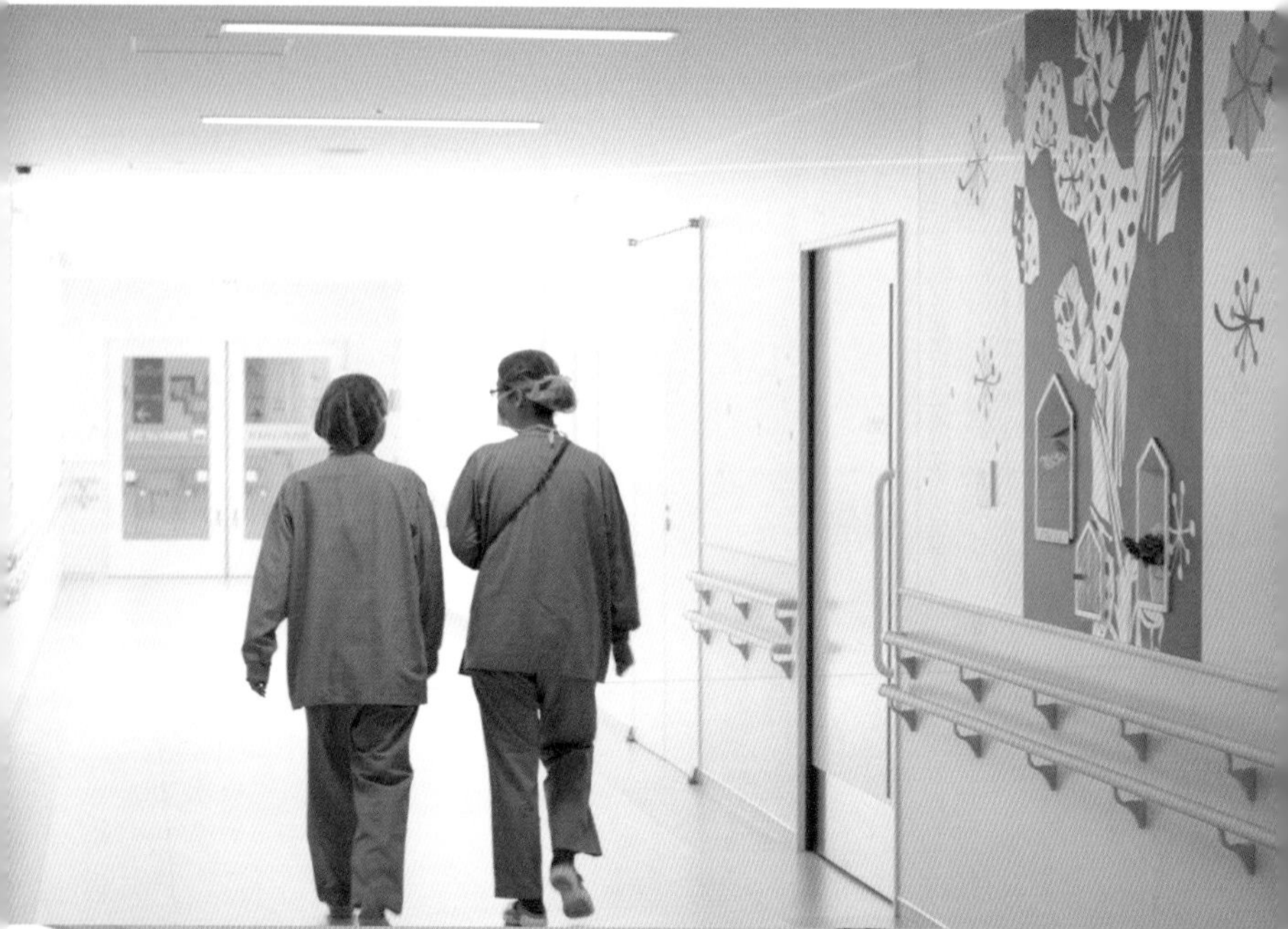

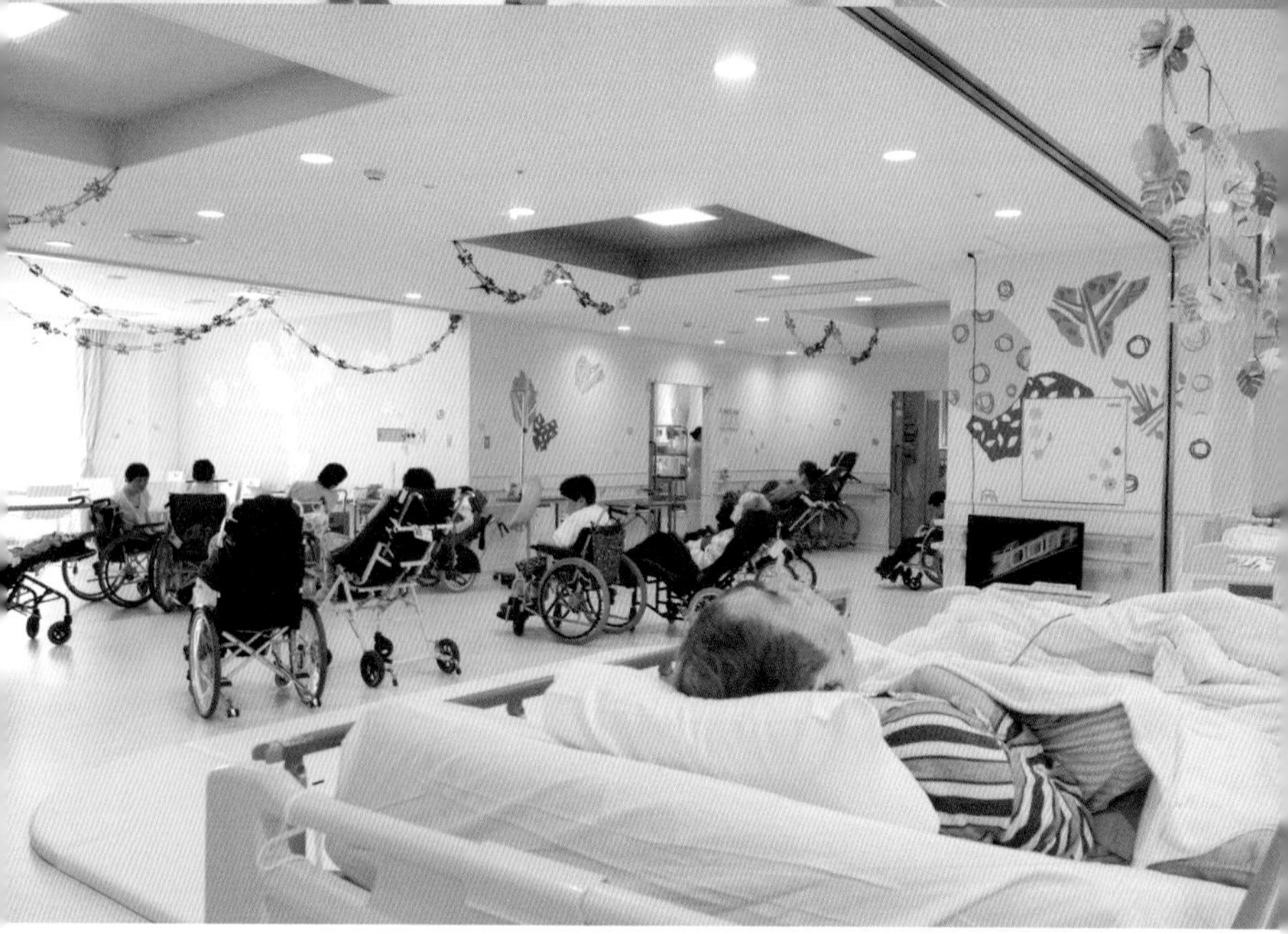

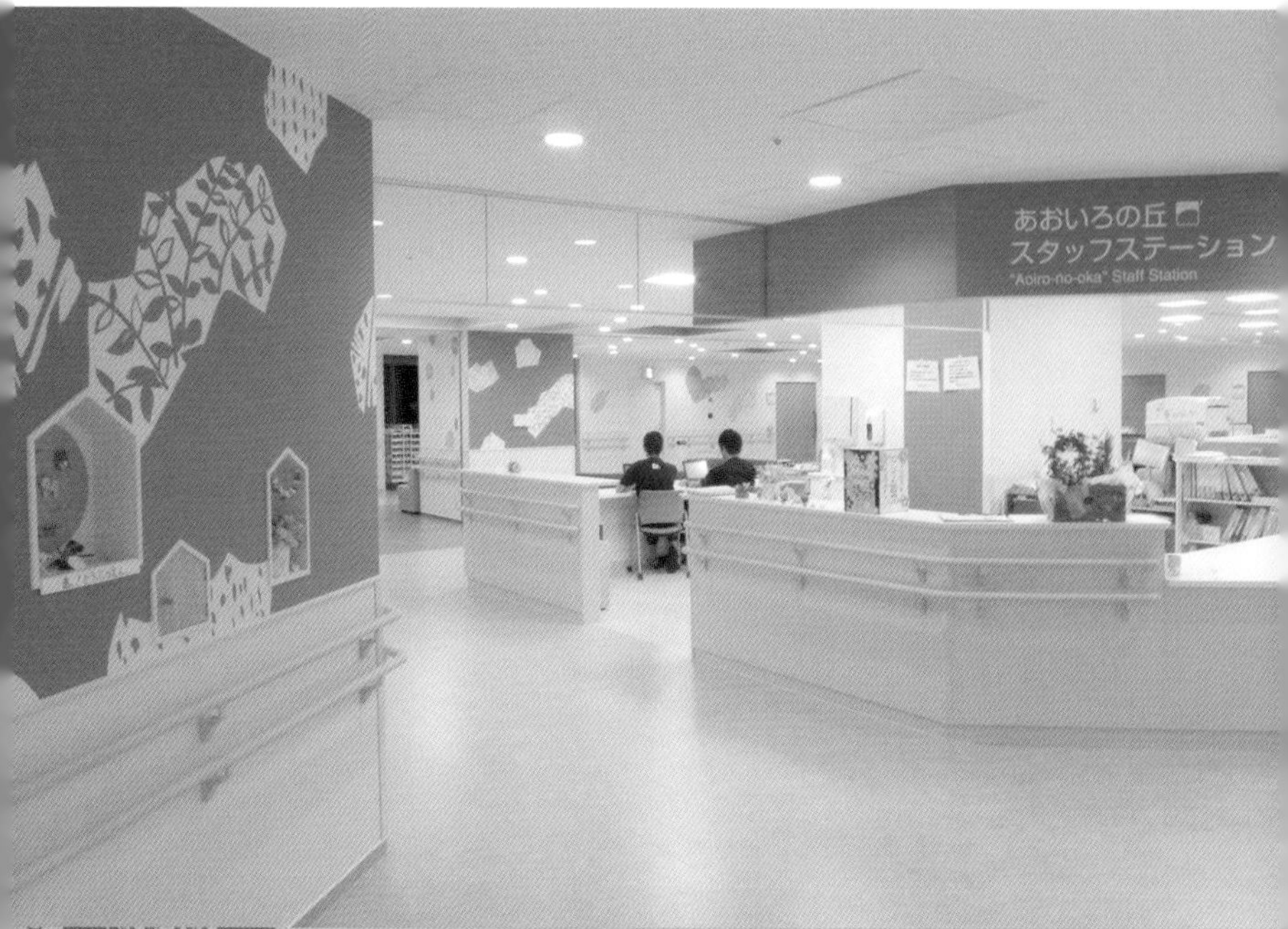
あおいろの丘
スタッフステーション
"Aoiro-no-oka" Staff Station

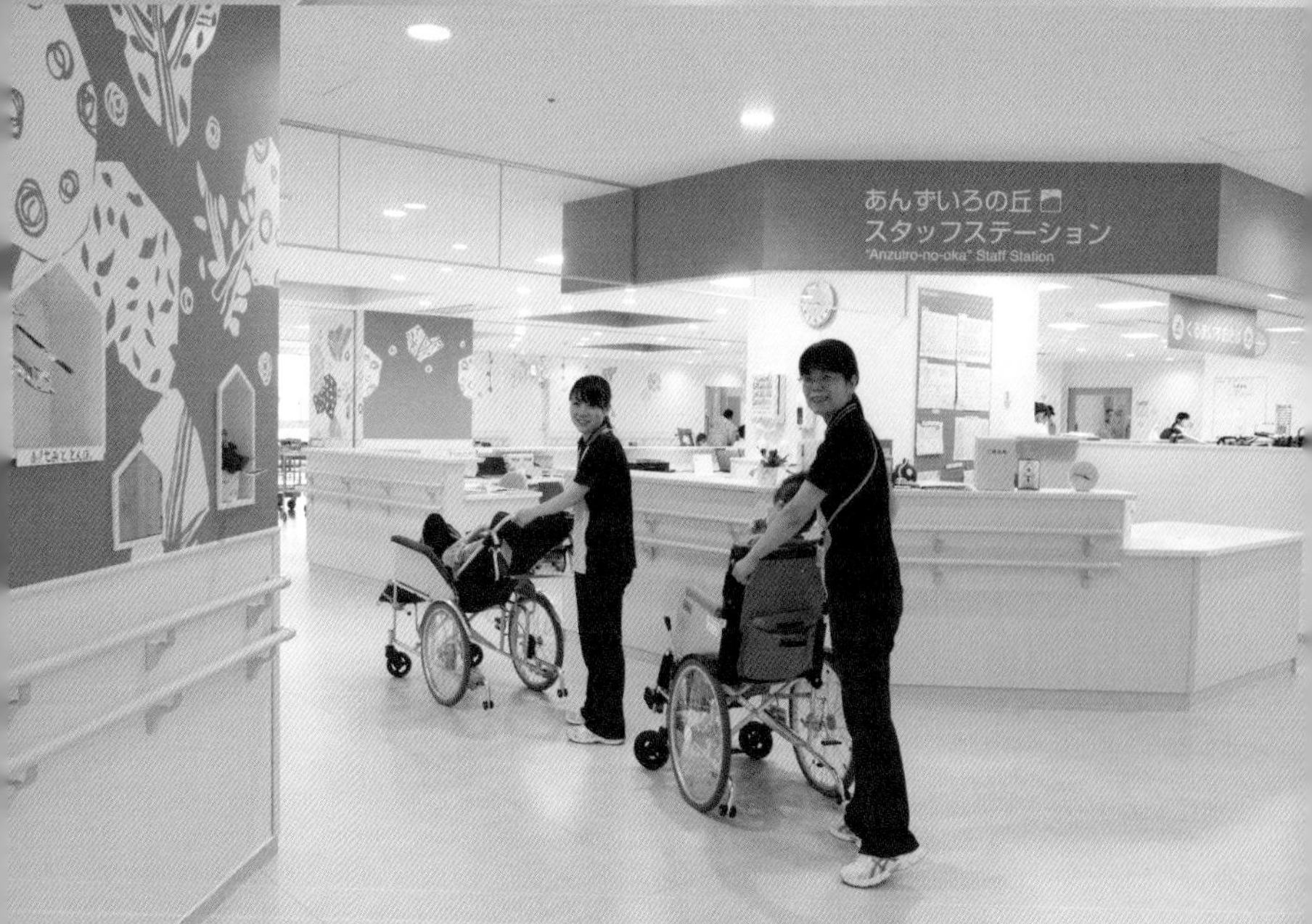
あんずいろの丘
スタッフステーション
"Anzuiro-no-oka" Staff Station

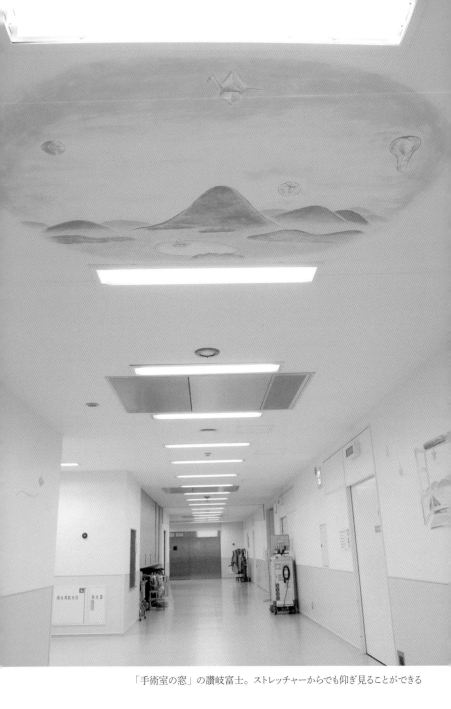

「手術室の窓」の讃岐富士。ストレッチャーからでも仰ぎ見ることができる

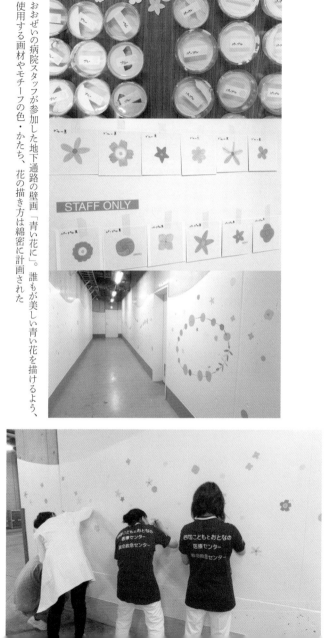

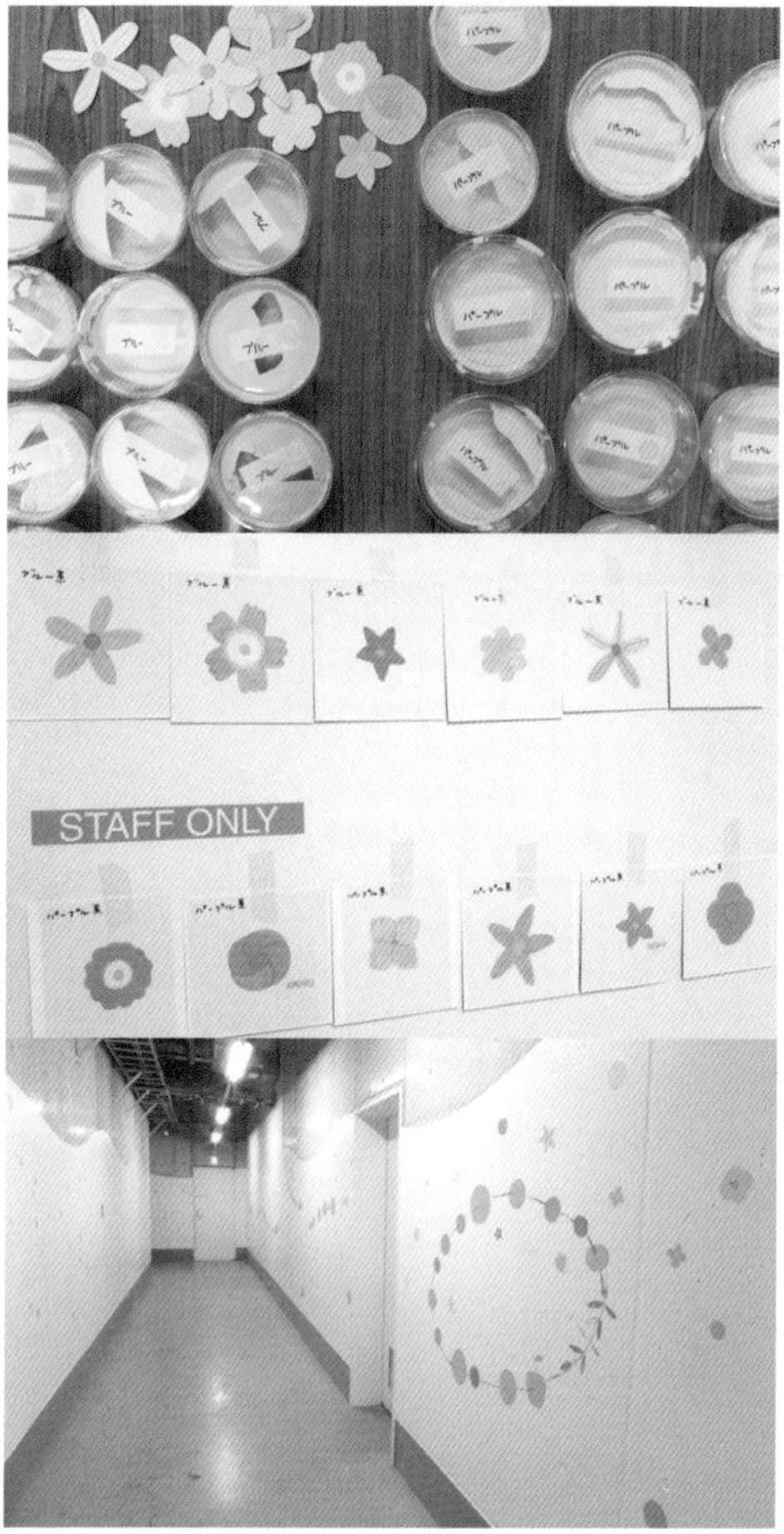

おおぜいの病院スタッフが参加した地下通路の壁画「青い花に」。誰もが美しい青い花を描けるよう、使用する画材やモチーフの色・かたち、花の描き方は綿密に計画された

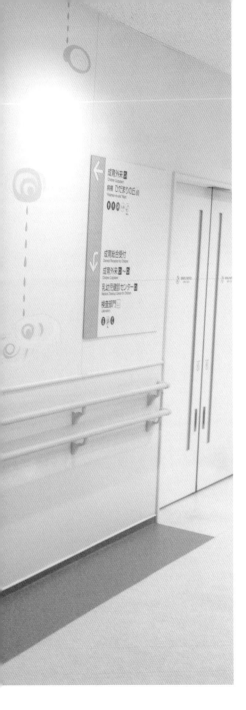

左：廊下にある3つ一組のニッチ。「アートのニッチ」、「お花のニッチ」、真ん中の扉のついた小さなニッチには、ギフトが忍ばせてある
右：ギフトは約200名のボランティアから届けられる

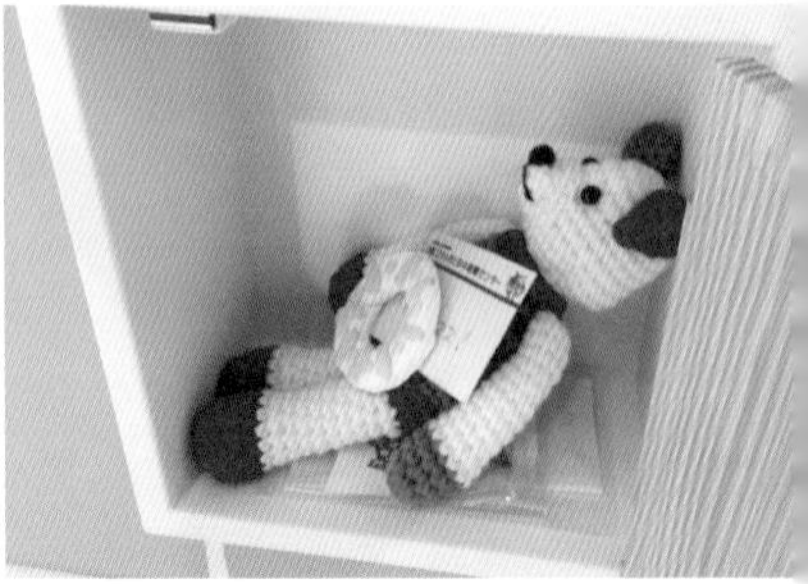

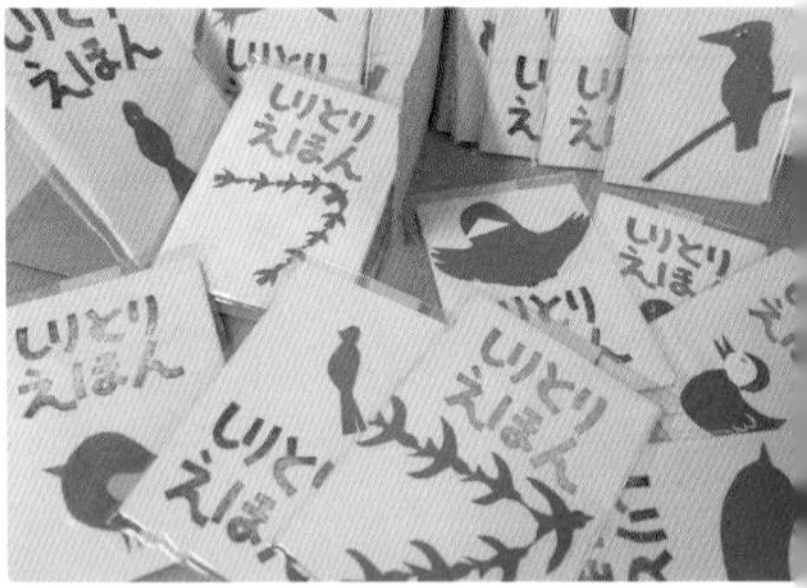

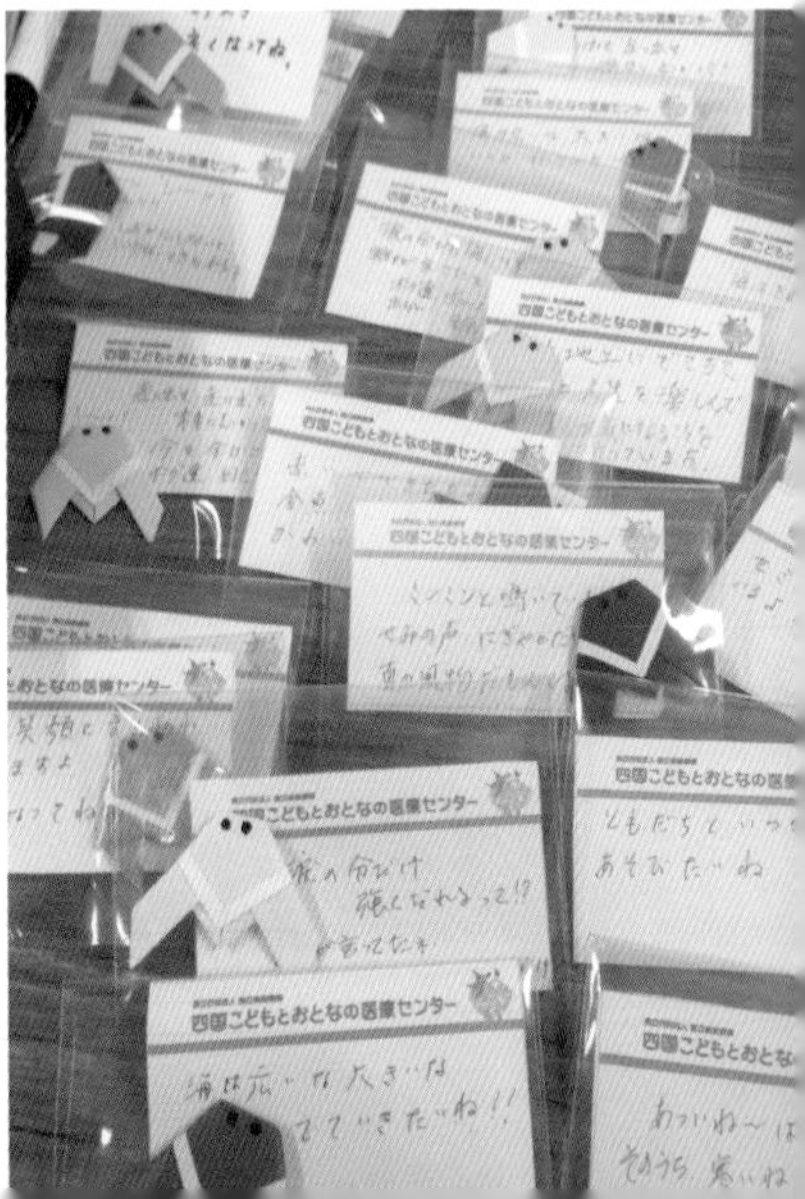

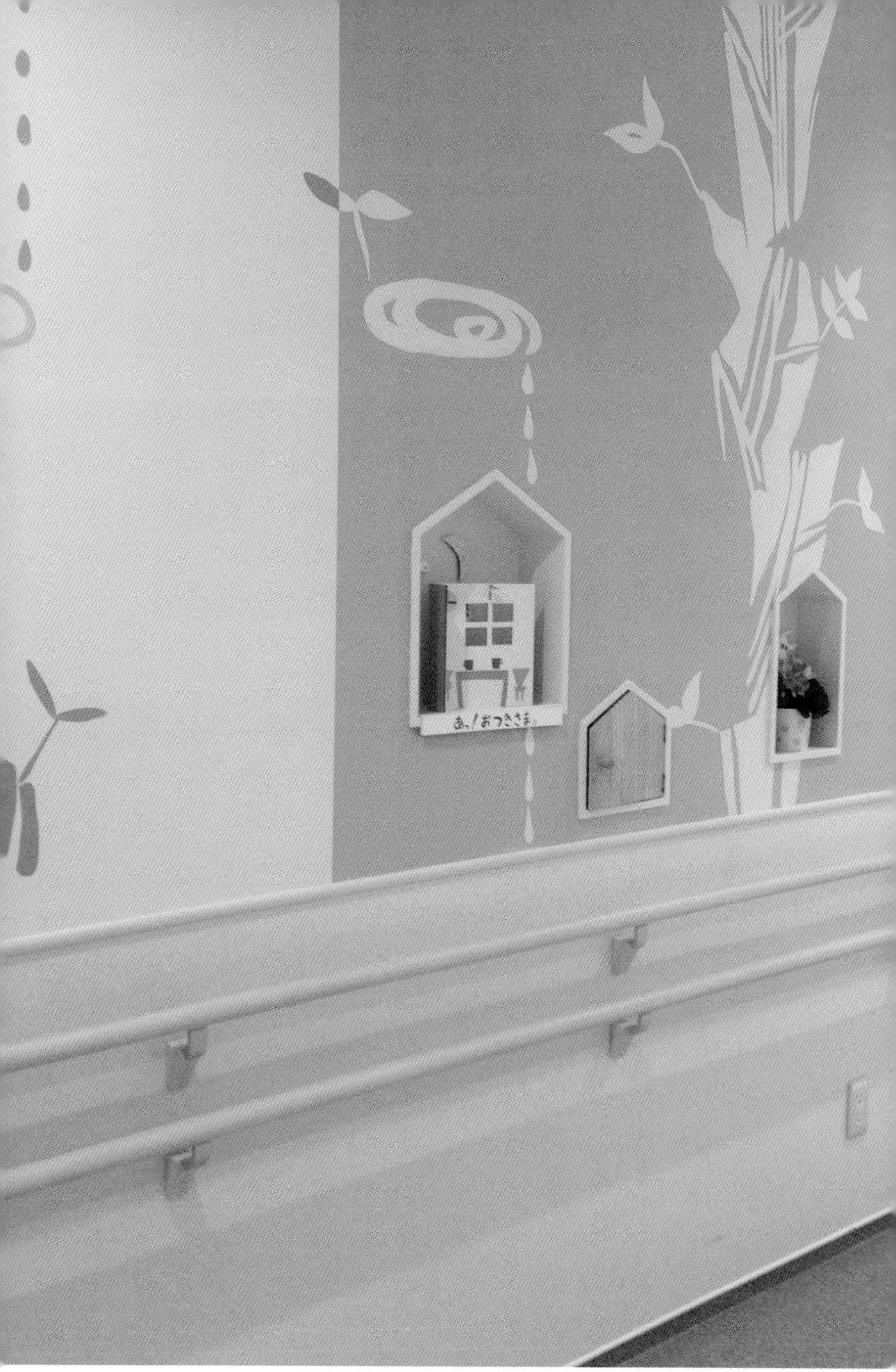
あっ!おつきさま。

隣接する香川県立善通寺支援学校の卒業生たちが
毎年描き残していくアサギマダラの壁画

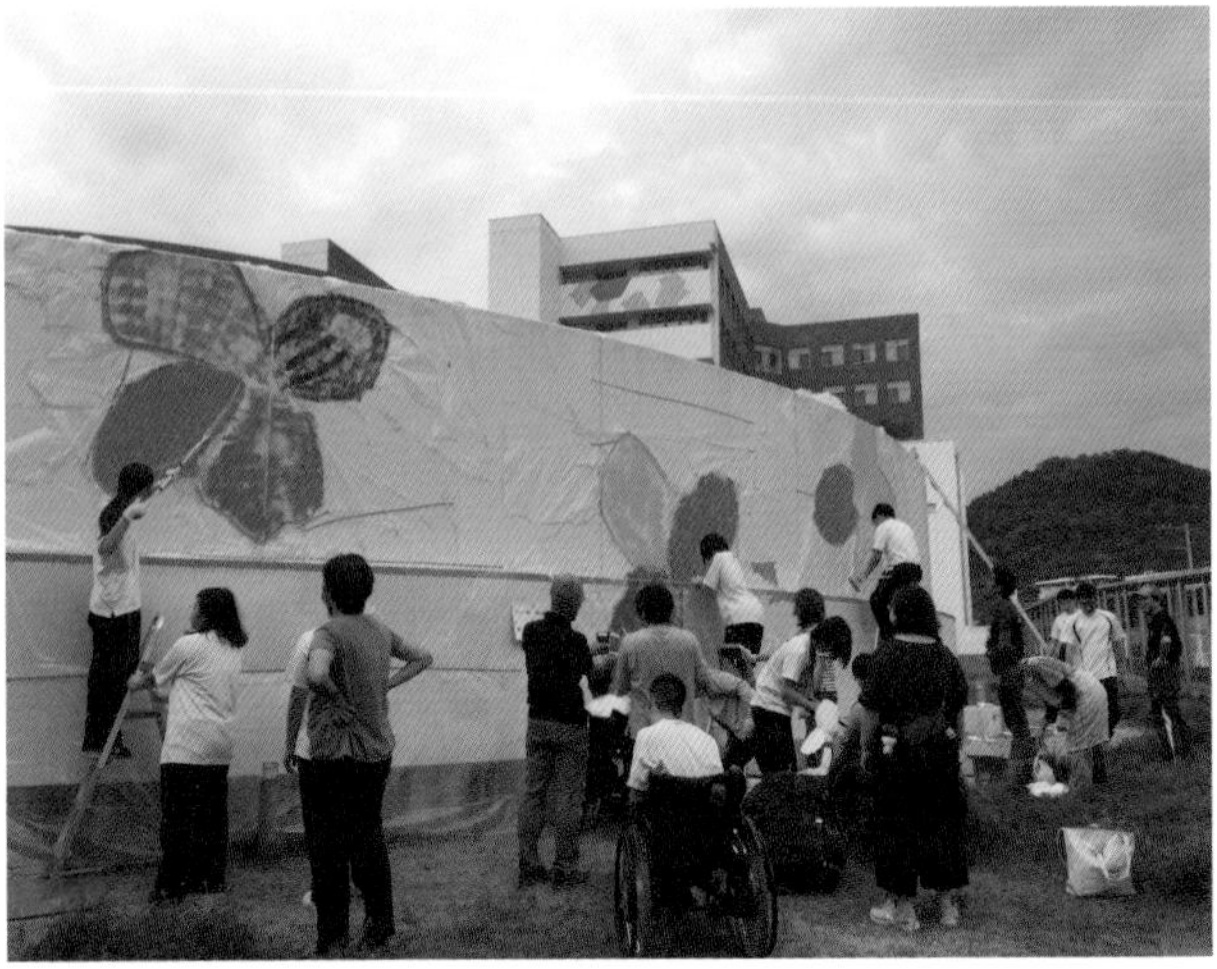

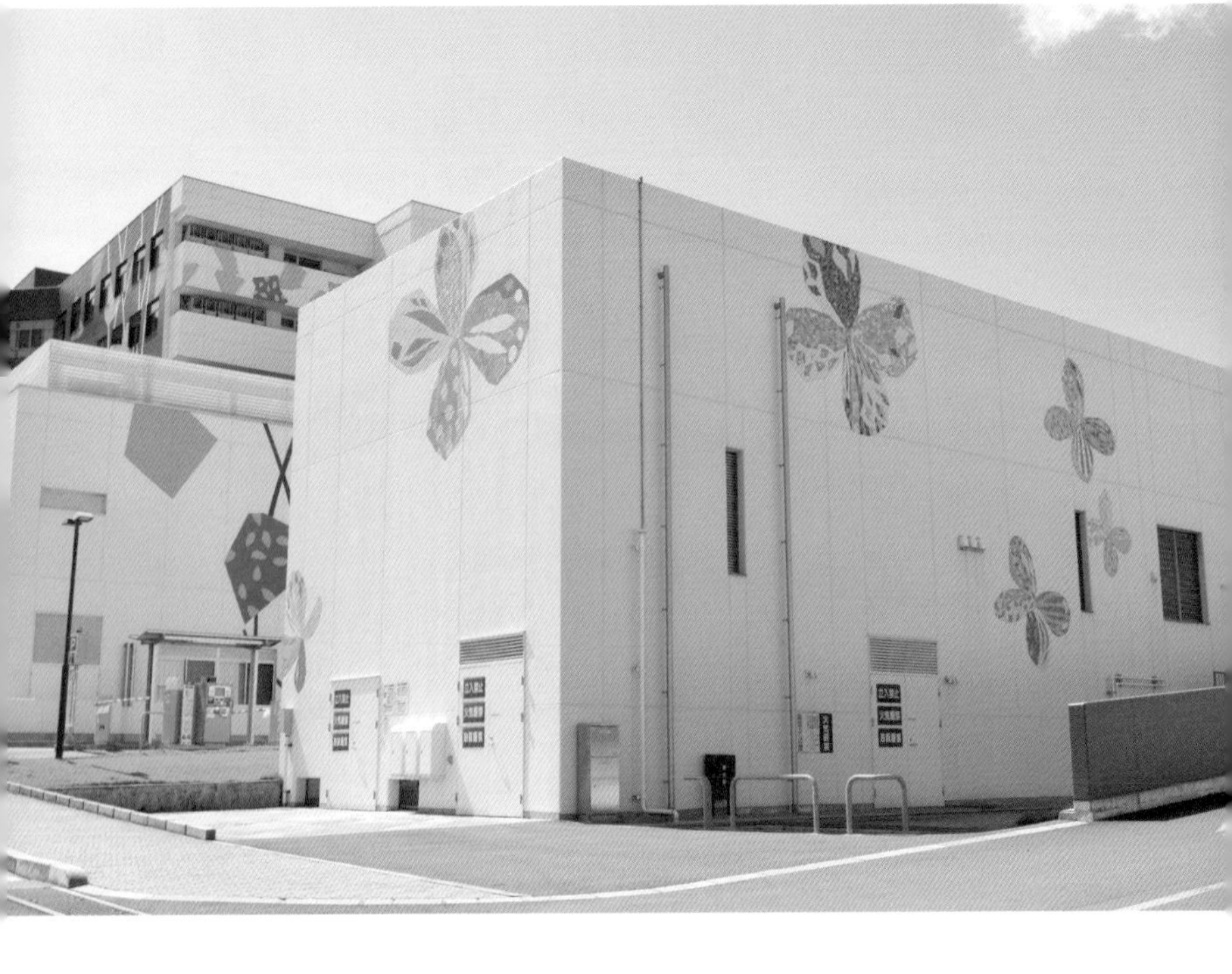

岸原和美さんの原画を壁画にしたレストラン棟。内装には、大学生や病院のスタッフたちの切り紙「マイカップ」が用いられている

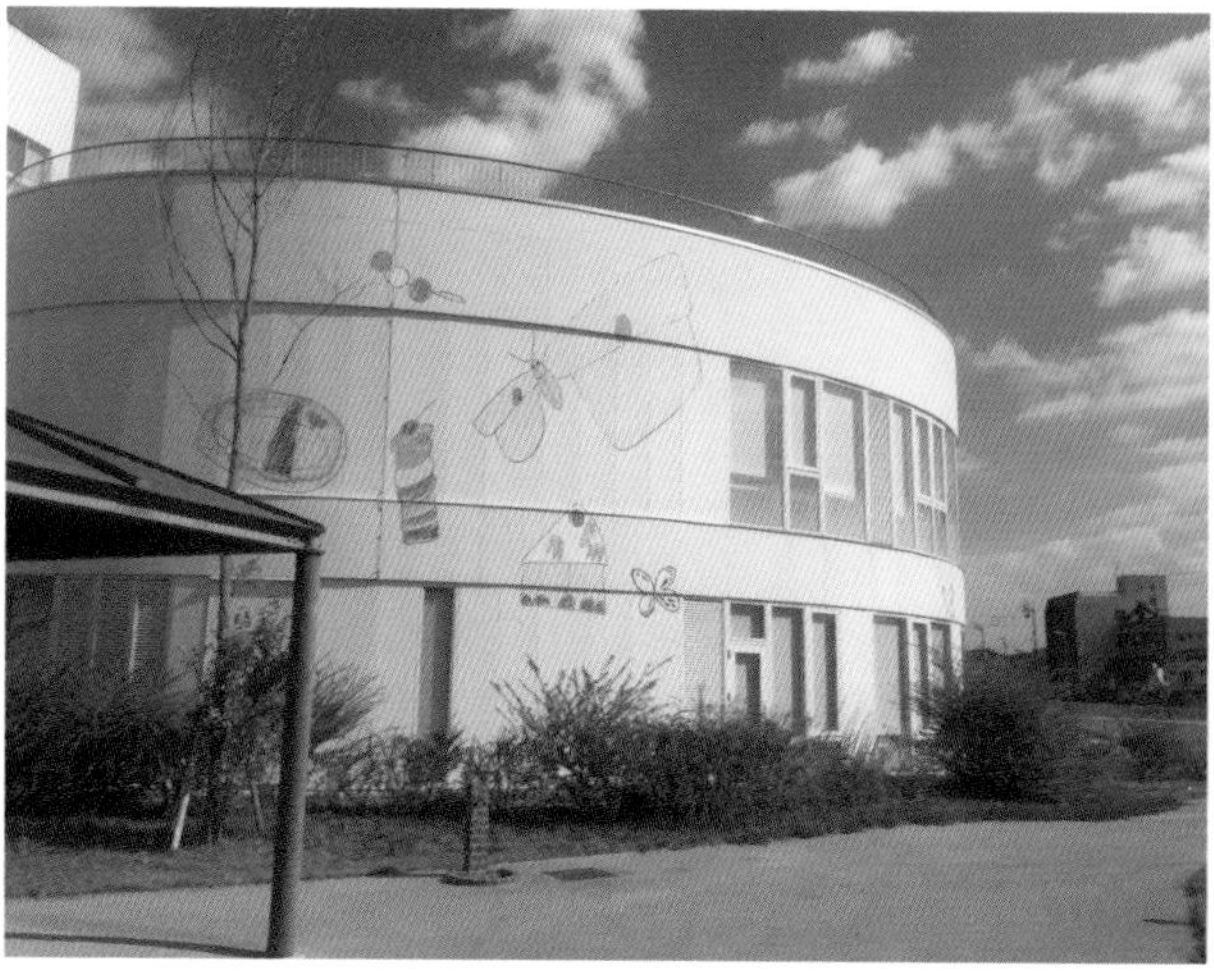

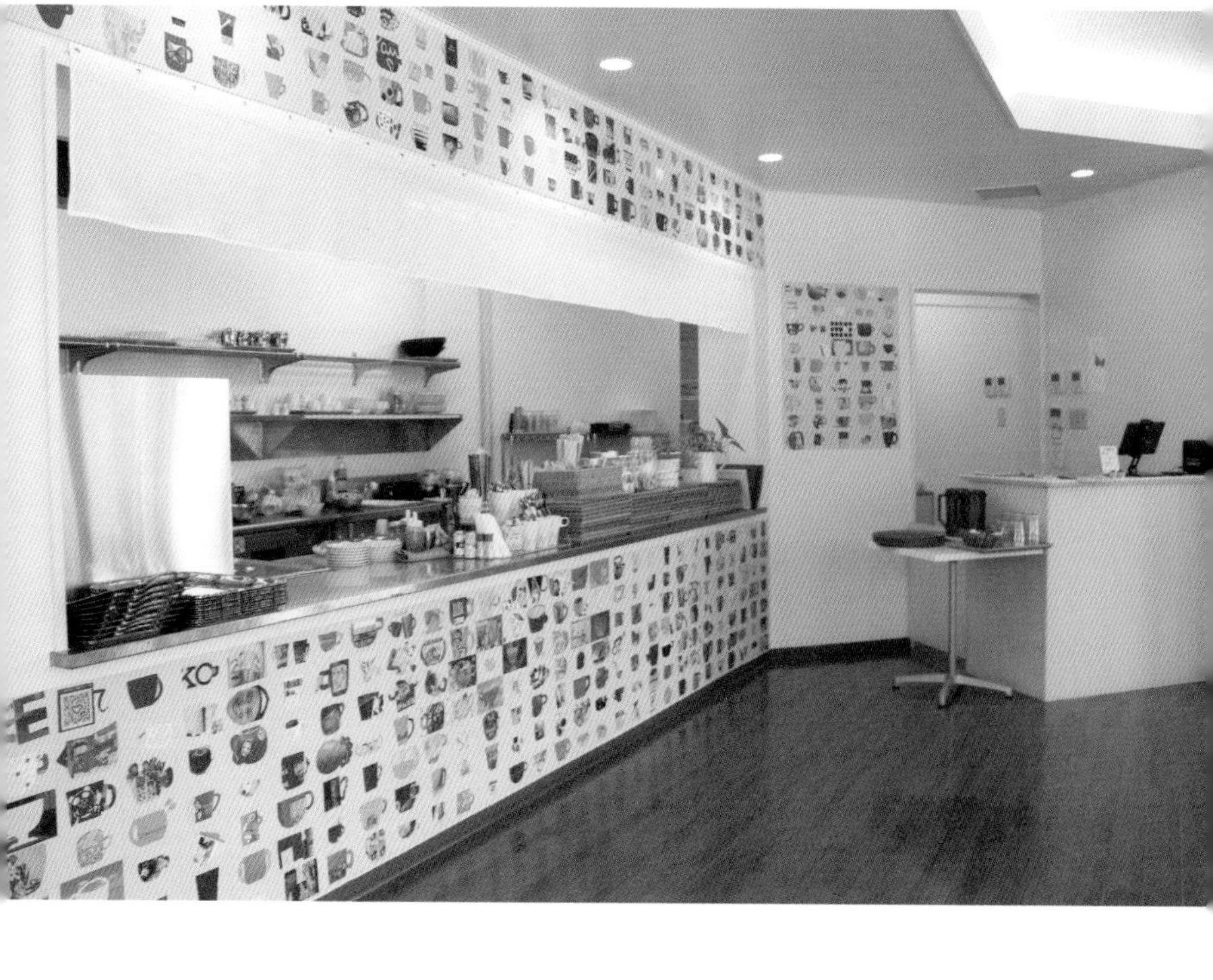

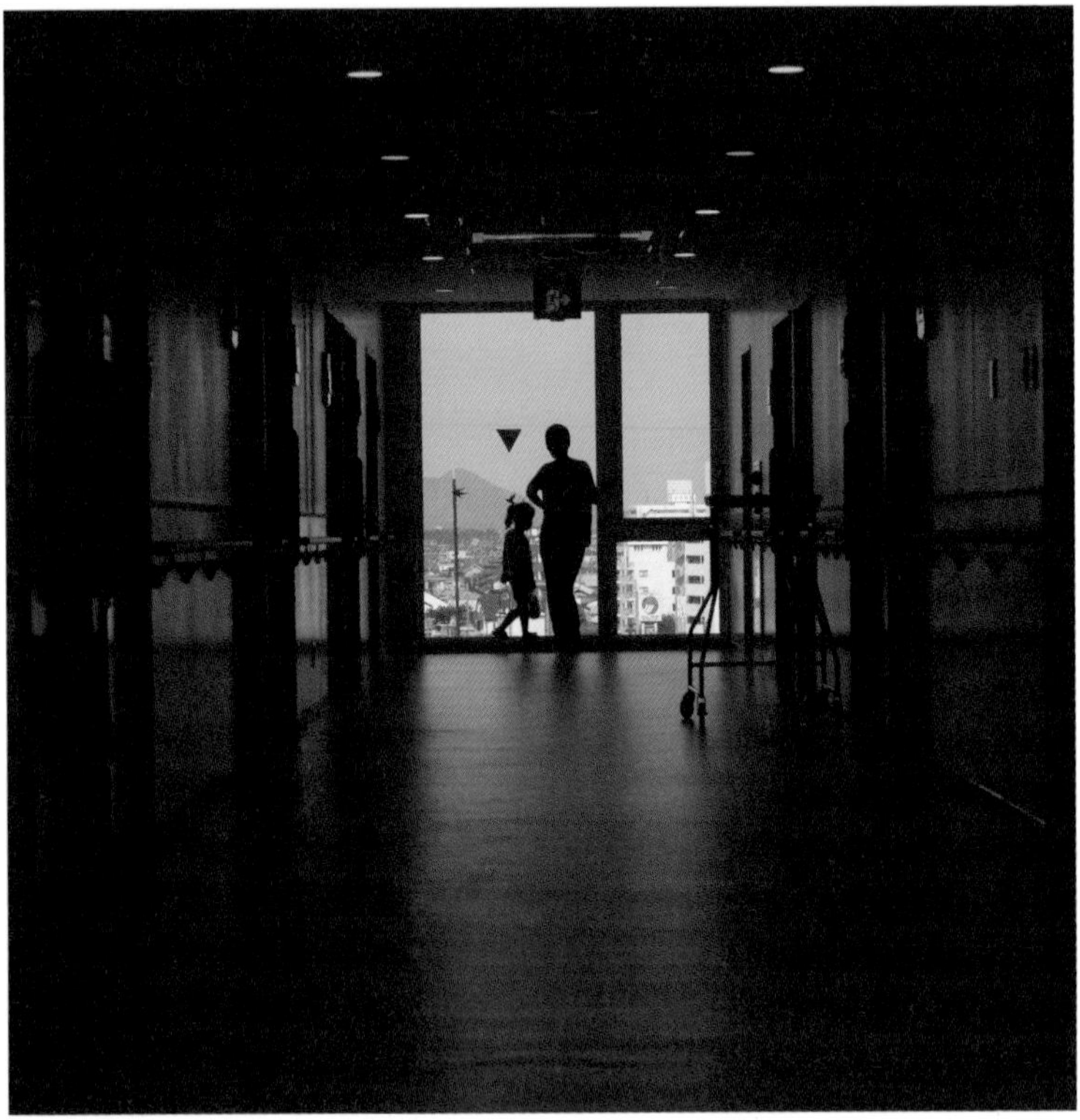

もくじ

デザイン　倉地亜紀子
写　真　森　合音
装　画　マスダヒサコ
「海を渡る蝶」より

痛みを希望に変えるコミュニティデザイン

はじめに

まずはじめに、この本が出来上がった過程をお話ししておきたいと思います。

四国こどもとおとなの医療センターを訪れたのは、開院時の院長（現在は名誉院長）である中川義信先生から、この病院について本をつくりたいと相談を受けたことに始まります。初めてうかがった病院は、気持ちがよく、あたたかな工夫に満ちていて、ひと目でいままでにない素敵な病院であることがわかりました。

中川先生がその時に構想されていた本は、『扉を開ければ見えてくる新しい病院のかたち――今までになかったあたたかな病院をつくる』（パレード）として、中川先生と一緒に病院づくりを進めて来られた森合音さんとの共著で刊行されました。四国こどもとおとなの医療センターの前身である香川小児病院での数々の試みや、新病院のコンセプトづくりや建設・運営の実際が事例とともに綴られていて、それまでの日本にはなかった病院づくりが当事者の視線で語られた貴重な資料です。

さて、私のほうは、中川先生と森さんに導かれるままに、病院のありようをつぶさに見たり、関係者の方たちへのインタビューを重ねるうちに、このダイナミックかつホリスティックな病院をとらえるためには、病院づくりに関わった人、そこで働く人、ボランティア、さまざまな人たちの思いや言葉を掬い上げ、この病院で行なわれているような〝細やかな実践のありようが、コミュニティそのものの構築につながる〟ことを伝えたい、と考えるようになりました。

それは、小さな欠片を集めるような作業なので、病院の創設・開院から現在に至るまでの一貫した記録なしでは語ることはできず、本書は多くを中川先生の『扉を開ければ見えてくる新しい病院のかたち』に拠るところとさせていただいております。中川先生と森さんのご著書がなければ、この本は書けなかったと思います。改めて心より感謝を申し上げます。

四国こどもとおとなの医療センターはいまもなお変化し続けています。変化していくのは、この病院に「ともにつくっていく」というマインドが息づいているからです。

病院は医療の場ですから、何にも増して医療技術が優先されます。けれども、決してそれだけの場ではありません。そこは、病院で働く人たち、患者さんやその家族、ボランティア、地域コミュニティといった関係性の中でつくり上げられる共同の「場」です。この病院に見られる「ともにつくる」あり方は、特殊なあり方なのではなく、病院以外の組織や地域における共創のデザインやアートにも大いに参考になると思います。

紫牟田伸子

序章

コミュニティは常に変化する

ここはいつでも新しいことが起こっている

その病院に足を一歩踏み入れた時、一瞬で伝わってくるものがあった。前日のワークショップで知り合ったばかりの塩瀬隆之さん（京都大学総合博物館准教授）と私は、二〇一九年のある日、初めて香川県善通寺市にある「四国こどもとおとなの医療センター」を訪ねた。

エントランスに入った瞬間、塩瀬さんと顔を見合わせてしまった。ものすごく〝いい感じ〟だったからだ。塩瀬さんはこの空気感を「〝ようこそ〟って言われた感じ」と表現する。

この感覚にはまず開放的な空間が関係している。横に広がった空間は見通しがよく、色彩も穏やかで病院のような建物に対して感じがちな威圧感がない。次に楽しさとわかりやすさだ。奥へと誘われて目に入ってくるのは壁の高いところに描かれた線路と汽車のサインである。客車がエレベーターのアイコンになっていて、ぱっと見て楽しい気持ちになるし、エレベーターホールまで導いてくれるということを感覚的に理解させてくれるのだ。そして徐々にこの病院の源流に流れているものが、優しさであるとじんわりとこころに響いてきた。廊下には家のかたちに穿たれたニッチ（窪み）が三つ並んでいて、そのひとつには扉がついている。「開けてみて」と言われて、ドキドキするけどワクワクしながら、扉を開けると折り紙がぽちっと置いてある。「持っていっていただいていいんですよ」。小さなプレゼントだ。プレゼントはボランティアさんたちがつくってくれるのだという。ニッチのそばに掲示されていたボランティアさんたちの写真はみなさん笑顔なのだけど、ふと名前は記されていないことに気づく。それには理由があった。名前が書いてあると「誰が」「何をした」というふうになるし、そうなると「その人にお礼をしなくちゃ」というプレッシャーがかかることもある。だから匿名でいいんだ、というのだ。

「そう聞いた時に、『ああ、上から目線の〝あげる〟んじゃないんだ』と思いました。匿名の対話はすごく優しい。〝あげる〟とか〝してあげる〟とかいう行為には渡す側の満足が、意図していなくてもどこかに入ってしまう。受けた側が負い目を感じないように『よかったらどうぞ持っていって』という優しさに満ちたやりとりなんですね。〝お裾分け〟の優しさが共同作業になっている。なんて成熟した優しさなんだろう」と塩瀬さんは言う。私も同じ思いだった。そして、「このような方向にこそ、デザインが本当に向かうべきなんじゃないか」と思ったのだ。

その後、病院内のそこここに優しさが可視化されていることを見、関係者にインタビューしていくうちにその思いは強くなっていった。ここには人への尊厳があり、それが人々を励ます力（エンパワーメント）になっている。

そして、その力を発露させているのはコミュニケーションの方法じゃないだろうかと私は思った。この病院では、〝優しいやりとり〟が目に見えるかたちであちこちに満ちているのだ。言葉にならない、あるいは言葉になりにくいけれども大切な気持ちが、とてもうまく、とてもさりげなく気配りされている。それぞれの場所に最もふさわしいコミュニケーションの方法が選ばれているのだ。

一方塩瀬さんはこの病院のコミュニケーションのありようを「素直」と表現する。

「例えばニッチも各階ごとに違うし、スタッフステーションの掲示板もそれぞれ違う。それは、『フロアごとにやることが違うから』っていう理由なんですね。実に素直。普通、同じかたち・同じフォーマットのほうが、値段が安いとか、フォーマットに合わせて仕事して、とかいう理由で決めてしまいますよね。でも実際は各階ごとにコミュニケーションの仕方が違うのだから、それぞれ違っていいはずなんです。でも、たいていの場合できない。なのにここでは自然にできている。そこがすごい。なんでこんなことができるんだろう?」

また、関係者へのインタビューで印象的だったのは、病院を去った人も、いままさに病院に関係している人も、みながこの病院に愛着を持っているということだった。こうした愛着を醸成できるアプローチとはどういうものなのだろう。

さらに、インタビューの中ではこんな表現も聞かれた。看護部長として勤務していた松本万里子さんは、「この病院はいつ来ても同じだけれども、成長している」と言い、いったん離れて再赴任した事務部長の山田茂晴さんは、「変わらないところは変わらないまま。だけど進化している」と言っていたのである。「成長」とか「進化」とはどういう意味だろうか。そしてこうした表現がなぜ出てくるのだろうか。

一般的に病院は、病気や怪我・障害などといった課題を抱えた人々がやってくる場所である。そのような痛みを抱えてくる人々に対する共感や思いやり、「安心してね」というメッセージが表現として環境に出現していることに私と塩瀬さんは感激した。そしてさらに話を聞いていくうちに、よりエンパシー(相手の考えや思いを想像して理解する)の力を感じるようになった。

この病院の特徴をふたつ挙げるとすれば、まずひとつはホスピタルアートという概念を導入していることだ。ホスピタルアートという概念がどのようなプロジェクトにおいても共通の言語として働き、病院というコミュニティ全体に浸透している。ふたつ目はその起点あるいはエンジンになっている「ホスピタルアートディレクター」の存在である。ホスピタルアートディレクターが常駐している病院なんて、相当に珍しい。

一般的にディレクターとは、ディレクションする人＝全体統括や総指揮をする人であるから、ホスピタルアートディレクターは「ホスピタルアートの全体統括責任者」ということになる。

しかし、いったいホスピタルアートとはなんだろうか。ホスピタルアートディレクターは、ホスピタルアートをどう使っているのか。それは病院というコミュニティにどう機能しているのか。なぜこのような仕組みがこの病院の中に生まれたのか。なぜそれが継続しているのか。それが病院にもたらしたものはなにか。

本書では、四国こどもとおとなの医療センターを医療の側面ではなく、病院という組織のもうひとつの側面＝コミュニティの問題として、取り上げていこうと思う。

近頃よく「生きづらさ」という言葉が聞かれる。孤独死やいじめなど、排除されている・認められていない・つながっていないというような心持ちを感じる人々が増えているように思える。コミュニティのつながりが希薄になった分断社会・格差社会という現実が広がる一方で、多様性を認め、貧困や障害など社会的に弱い立場にいる人々をも含めた社会的包摂（ソーシャルインクルージョン）に向かおうとする理想がある。

こうした理想と現実のはざまで、この病院の試みはコミュニティと社会的包摂の本質を伝えてくれる事例だと思う。「病院だからやらなきゃいけないホスピタリティのあり方の問題」とか「ホスピタルアートという事例」とかだけでとらえてしまうのはもったいない。人のつながりやその仕組みをデザインするコミュニティデザインの本質を伝える事例として、さまざまな組織や地域コミュニティに大きな示唆を与えてくれると思うのだ。

ホスピタルアートディレクターが常駐する意味

四国こどもとおとなの医療センターは、「こどもとおとなの」と表現されているように、一八九七年にこの地に創立された善通寺丸亀陸軍衛戍《えいじゅ》病院を前身とする成人医療を中心とする国立善通寺病院と、一九五六年に国立善通寺病院から分離独立した国立香川療養所（一九七五年に国立療養所香川小児病院に改称）を前身とする国立療養所香川小児病院が、二〇一三年に統合して開院した病院である。一四〇施設からなる独立行政法人国立病院機構に属し、二〇二三年一月現在五一診療科六八九床（重症心身障害二一五床、精神〔児童〕二二床を含む）と規模も大きく、四国における拠点病院である。香川県立善通寺支援学校（元香川県立善通寺養護学校）も隣接する。

善通寺からほど近い香色山《こうしきざん》の麓に立つ姿は確かに大病院であるが、目を引くのはその外観である。外壁に大きなクスノキが描かれているのだ。異動してきた新任の職員は「カラフルな建物だということはネットで知っていましたけど、本当に建物に絵を描いているんだってびっくりしました。CGじゃないんだって（笑）」「離れていても目立つ。斬新だなあ、と思いました」「かわいらしい病院だと思いました」「無機質な病院とは違うなと思った」などと口々に言う。

たしかに個性的な外観だけれども、単に「かわいくしたい」とかいう美観の問題ではない。大きなクスノキにちりばめられているのは、重症心身障害児者病棟に入院するこどもたちがケアスタッフとともに描いた原画をもとにプロの職人が手描きで転写したハートだ。建物が出来上がってからも、隣接する養護学校の卒業生が毎年別の外壁に蝶を描き増やしている。外壁のみならず、院内ではさまざまな人々が参加するプロジェクトが行なわれており、それをこの病院では「ホスピタルアート」と呼ぶ。

しかし、ホスピタルアートとはなにかについての明確な定義はない。治療方法として芸術表現を導入するアートセラピーとは異なり、医療スタッフと患者の双方の幸福感の向上や健康に配慮することを目的として病院環境にアート作品を飾ったりすることから始まったとされ、音楽や美術、演劇などのアートを心の健康やウェルビーイングに役立てるという考え方に基づいている。

そもそも「アート」という概念の解釈そのものが幅広い。ひと言でアートと言っても、アーティストという専門家の制作行為やその結果として生まれる作品から、市井の人々が行なう芸術活動まで「アート」と呼ばれる。制作の方法も専門家が自身の表現として行なう制作行為から、アーティスト以外の人々が作品づくりに協力したり、アートを介して社会に参画していくことを目標としたりする参加型までさまざまだ。したがって、ホスピタルアートも「病院によりよいアート作品を掲示する。そのために収集する」と解釈するむきもあれば、「病院をより心地よく楽しく感じてもらえるように、壁に絵を描いたりして環境を変える」こととしてとらえる病院もあっていろいろなのである。

では、四国こどもとおとなの医療センターではホスピタルアートをどのようにとらえているのだろうか。

専属のホスピタルアートディレクターである森合音《あいね》さんは、「私たちの病院のホスピタルアートの精神は、医療現場に起こるさまざまな問題を直視し、その改善に向けて対話することを通じて見えない思いをかたちにしていくことです」と説明してくれた。また、こうも言う。「ホスピタルアートは『創造的な問題解決』であり、『全員参加型の病院づくり』を意味するんです。だから、ホスピタルアートは院内でアートプロジェクトを実施した結果として出来上がった作品のことを指すのではなく、ものづくりの過程を含めてホスピタルアートと呼んでいます」。

言い換えれば、病院というものを、医者も看護師も管理部門の職員も、来院者や入院者・入所者が「ともにある環境」であるととらえ、ともにある環境をみんなでデザインしていくプロセスそのもの、と言えるだろうか。このプロセスにおける発想と手法の自由度を高めているのが、「ホスピタルアートという概念」なのだ。アートだから自由な発想が可能だし、前例主義には絶対にならない。このような場づくりのあり方を担い、場の「質」を高めているのが専属のホスピタルアートディレクターなのだ。

「ともにつくる」から生まれる「癒し合い」とその循環

四国こどもとおとなの医療センターは、ホスピタルアートを導入した病院として全国的にも有名である。だが、ホスピタルアートディレクターという肩書きで森さんを雇った張本人である中川義信先生（現名誉院長）は、「決してこの病院づくりがホスピタルアートを導入しようとして始まったわけではありません」と著書『扉を開ければ見えてくる新しい病院のかたち――今までになかったあたたかな病院をつくる』（パレード）で述べている。中川先生が目指していたことはただ一点。「よい病院をつくること」。

詳しい経緯は次章で述べるが、中川先生は香川小児病院の副院長に就任したときから、「よい病院」の基盤としてまず「環境をよくすること」を考えていたということが著書からよく伝わってくる。患者さんたちにとっても、病院のスタッフにとっても、〝よりよくある〟ことができる環境を目指してさまざまな方法を発案しては実行していた。そんなある日、森さんと出会い、自身の経験と直感から、森さんのアートの手法と自身の方向性との一致を確信し、ホスピタルアートプロジェクトとして病院環境づくりを進めていったのである。

中川先生は、「患者さんにとってよい環境になることだと思われることはすべてやってみる」という姿勢で取り組んでいた。病院に関わるすべての人々の見えない思いをすくいとり、病院スタッフも患者さんも、病院にお世話になった人たちも、病院に関心を持っている人たちも、ありとあらゆる人たちを巻き込んで時間と空間を共有していく森さんの手法を取り入れたのも、後に述べるように、香川小児病院の時代に森さんが初めて行なった「クスノキのプロジェクト」が思った以上の成果をもたらしたからだ。当時、中川先生が取り組んでいた環境改善が、建物の改修や改築といったハード面での設備投資ではなく、ソフト面での工夫だったこととシンクロしたのだと思われる。

いまではこの病院のあちこちに「ともにつくってきた足跡」を見出すことができる。エレベーターホールや病院入り口脇の芝生にあるこびとの家はスタッフが話し合ったアイデアによるものだ。屋上庭園の手入れは病院のスタッフや福祉施設の利用者さん、地元の中学生が行なっている。屋上庭園に置かれている日傘は重症心身障害児者病棟の入所者さんたちとデザイナー、傘職人のコラボレーションによるものだ。霊安室前の通路の壁に描かれた花々は亡くなった人のために、医療スタッフや職員たちが参加してひとつひとつ描いていったものである。手術室の入り口に描かれた窓やオリーブやみかんの木、天井に描かれた讃岐富士は手術に向かう人たち、それを待つ人々にとっての希望であり、リハビリセンターの通路には、リハビリをがんばる人たちのために光の粒子がちりばめられている……この病院では、なにかの作品を「つくって終わり」にするのではない。「つくったら始まる」、いや「つくっている時から始まっている」のだ。

このような共同作業を行なうことを通じて、人はその共同体の一部になる。病院の元職員、現職員、ボランティアの方々をはじめ、この病院に関わった方々に「この病院で好きなところはありますか?」とインタビューしたところ、「ちょっと離れたところまで散歩に行くと、あのハートは誰々ちゃんと描いたのだね、なんて話していました」と外壁の絵が出来上がっていく様子を入所者のこどもたちと眺めた思い出を話す人もいれば、「患者さんの不安を少しでも取り除けるように、あの無機質なオペ室にみんなで絵を描いた。そこに自分が参加したということもあって一番のお気に入りです」とか、「リハビリセンターの廊下ですね。無機質なリハビリセンター前の廊下にがんばれるなにかがあると自分たちも応援しやすいよね、とみんなで話して、五メートル間隔で照明をつけていったんですね。五メートル進めたら灯りがついていく。みんなの対話で、みんなの思いから出来上がったアートだから」などといった場所が挙がる。好きな場所とは、その場所と自分がなんらかの好ましい関わりを持った場所なのだな、と改めて思う。

森さんは、「みんなで病院づくりをする」ということがホスピタルアートの精神なのだと語っていたが、この病院のアートプロジェクトは、コミュニティを構成する人々が、自らのコミュニティ環境の改善に関わり、環境を少しずつ変えていくということなのだ。変えたのは自分たち自身であり、それが「愛着」や「自負」となり、変わり続ける環境が「成長」や「進化」という言葉にもつながっているだろうと思う。

たぶん、変化は環境ばかりではないはずだ。コミュニティに属するひとりひとりの「なにか」が変わるのだ。関わった人の人生の中の「なにか」が変わる。影響を受け合ってその人の人生のなにかが少し変わるのだ。病院では医療者と患者は対等の関係にあるわけではない。しかし、コミュニティに属する個人として参加できるアートプロジェクトでは、役割を超えたひとりひとりが関係し合い、そのことによって、互いに癒し合う関係になる。「ともにつくる」とは、ある意味で癒し合いの関係を生じさせることになるのだと感じさせてくれる。

「痛み」を「希望」に変えるというディレクションのコンセプト

ホスピタルアートディレクターの業務範囲は実に幅広い。壁画を描くようなプロジェクトから業務用のボードや掲示板の改良までをすべてホスピタルアートととらえている。森さんはホスピタルアートディレクターの業務を大きく次の三つに分類している。

「理念の顕在化」

「業務の改善」

「社会的包摂」

である。

理念の顕在化とは「病院の伝えたいことをかたちや色や言葉にして伝えること」。

業務の改善とは「医療者の目線に寄り添い、医療空間をより機能的で効率のいいものに改善していくこと」。

社会的包摂とは社会的に誰も排除せず、大きく包み込むことだ。「疎外感を感じている患者やその家族、医療スタッフも含めて、ホスピタルアートの精神を共有し実施する仲間として迎え入れ、病院内部だけでなく外部とも支え合い、『よい病院をつくろう』という思いを循環させながら、ともに病院を育ててゆく取り組み」だという。

この三つは分断されているのではなく、業務の改善と理念の顕在化が兼ねられる場合もあるし、社会的包摂と業務改善の双方を目指すものもある。「色の三原色のように、イエロー、シアン、マゼンタが重なってさまざまな色になっていくようなイメージ」だと森さんは言う。

しかし、私が驚いたのは、森さんが「問題点」を「痛み」、「改善策」を「希望」ととらえていることである。

問題点を「痛み」に、改善策を「希望」に。そうとらえるきっかけとなったのは、二〇一四年の霊安室から駐車場までの通路改善プロジェクトだったという。

始まりは、当時の看護部長の「お見送りの最後の通路が殺風景で臭いもあり、胸が痛む」というひと言だった。森さんは即座に現場に向かった。この通路は、コンクリート打放しで上部は配線が剝き出しで照明も暗い。通りかかった調理員に話を聞くと、臭いが通路に充満しているのは、業者のゴミ搬出経路になっているからだということがわかった。

森さんはすぐに管理課に連絡して、生ゴミ搬出経路を変更するように依頼し、どうするべきか考えた。霊安室を利用する頻度から見て、予算をかけて通路の改装をするという判断はない。そして決めた。「周囲から視線をそらすために壁画を描くことにしたんです」。

壁面の両側を白く塗り、画家の島田玲子さんと相談して青い花の雛形をいくつも用意し、参加者に好きな花を選んでもらって、壁に模写してもらうことにした。そして、医療・事務スタッフに参加を呼びかけた。参加者にはこう伝えた。「亡くなった方にお花を手向けるような気持ちで描いてください」。

そこで見た光景に森さんは驚いた。描きながら、何人もの医療スタッフが涙を流していたのだ。「自身のお母さまを見送った時のこと、看護師として患者の家族に寄り添って歩いた時のこと、『若くして亡くなった夫の分まで花を描きたい』と申し出てくれる医療事務スタッフもいました。お腹のこどもの分まで、と言って描いてくれた方もいました。青い花を描きながら、それぞれが自分のこころの中にある『死をめぐる』さまざまな感情と向き合っているのがわかったんです」。

森さんはここで、「壁画を描く行為は、患者とそのご家族のためであると同時に、自分たち医療スタッフの感情に花を手向ける行為でもあったのだ」と気づくのである。その時初めて、「患者さんやその家族の痛みだけでなく、それを見守り、支える病院側のスタッフの心の痛みに気づくことができた」と森さんは言う。それ以来、どのプロジェクトでも、「医療スタッフの痛み」を軽減することを意識しはじめたのだそうだ。「病院という場所は、患者の治療を優先してシステム化されていますから、医療スタッフの痛みは見過ごされがちです。でも、どんな素晴らしい医療も医療スタッフを通じて患者さんへと届けられるんです。その医療スタッフの痛みに気づくこと、ケアすることは、良い医療を提供することに直結しています。同じ空間にいてともになにかを行ない、感じ合うことが大切だと思うんですね」と森さんは言う。

霊安室の廊下に描かれた花はひとつひとつ塗り方が違う。それぞれの思いを載せた花々を、ひっそりとした廊下に立って見つめていると、いのちに対する愛しさと哀しさがないまぜになって、自然と祈りの感情が沸き上がってくる。亡くなった人への哀悼をこれほどまでにまっすぐに伝えてくれる場所があるだろうか。こころのひだに繊細に触れてくる、なんと美しい表現なのだろう。

「痛みから目をそらさずに直視すると、おぼろげながらその向こうにともにむかうべき光が見えてくる」。

人として普遍的な心の機微に敏感であることは、森さんのアートディレクションの特徴のひとつである。誰もが心に〝痛み〟を持ち、そうした人々の集まりが組織であるということを忘れない。それは「組織を構成しているのはそれぞれが感情や想像力を持った人間であり、組織を常に変化し成長しつづける生命体としてとらえる」という眼差しである。

「痛みを希望に」という言葉を聞いた時、目からウロコが落ちるようだった。胸を鋭く突かれた。これは医療の現場だけのことではない。「問題を解決する」という直線的な対処方法に慣れ親しんだ私たちは、はたして「希望」をそこに見出せただろうか。痛みを排除するということのみに気をとられていたのではないだろうか。そして、「組織を常に変化し成長しつづける生命体としてとらえる」という視点は、分断が進む社会の中で孤立や孤独を抱えて衰退しているコミュニティの再生に力強く響くのではないだろうか。それは企業のような組織体でも同じだろう。個々が全体を構成する歯車のひとつであると見るのではなく、それぞれが痛みを抱きつつ生きている人間であるということを前提として、総体的な相互関係性の中で考えるというこの根源的な視点こそ、コミュニティデザインの原則となりうるのではないか。このような意思があるからこそ、「愛着」や「自負」が育まれる土壌が耕され、必然的に環境が変わっていくことができるのではないか。そんな思いが深まっていく。

次章からは、これまでのプロジェクトのプロセスを紐解き、さらに詳しくみていくことにしよう。

第1章

理念は環境に現れる

やろうと思えば、いろいろできる

四国こどもとおとなの医療センターは、成人を対象とした善通寺病院と、こどもを対象とした香川小児病院が統合した病院である。この病院におけるアートを探るには、そのふたつのうち香川小児病院に遡ってみなければならない。香川小児病院での中川義信先生の理念と取り組みが、その後のホスピタルアートにつながっていくからだ。

中川先生は、二〇〇〇年に、香川小児病院の副院長に就任。二〇〇三年に院長に就任されてから、ふたつの病院の統合、その後の医療センターの経営と、二〇一九年に名誉院長として退くまでほぼ二〇年にわたって病院の枢軸を担ってきた方である。もともと脳神経外科医として、臨床、脳腫瘍の治療研究、学会などに奔走していた中川先生が副院長に任命された時は、本人としては「まさに青天の霹靂」だったと著書で述べている。しかし、中川先生の香川小児病院での取り組みが、後の四国こどもとおとなの医療センターの中に息づいていく、その経緯を著書を参照させていただきつつ、再構成してご紹介したい。

香川小児病院は四国では唯一の総合的な小児病院で、旧療養所の流れを汲んだ平屋および二階建ての古い建物だったという。一一個病棟（五〇〇床）のうち、五棟（二〇〇床）が重症心身障害児（者）に対する医療を提供する病棟だった。重度の肢体不自由と重度の知的障害とが重複した状態を重症心身障害と言い、その状態にあるこどもを重症心身障害児、成人した重症心身障害児を含めて、重症心身障害児（者）と呼ぶ（社会福祉法人全国重症心身障害児（者）を守る会サイトによる）。

中川先生が副院長としてまず最初に取り組んだのは、そうしたこどもたちの療養環境の改善だった。そのきっかけは「ナースキャップの廃止」にあった、と先生は著書の中で述べている。修道女のかぶるベールが原型とされるナースキャップは、かつての看護師は勤務中に必ず着用していた。男性看護師が増えたことや衛生上の理由から現在ではほぼ使われなくなった。「それまで病院にはクレゾールの匂いが漂い、医師と看護師の白衣並びにナースキャップは病院の象徴として存在するのが当然だと思っていました。ナースキャップが目の前から消えた事実は私にとって強烈な衝撃であったと共に、法律や様々な規則に違反さえしなければ、そして患者さんを第一に考えてさえいれば、新しい取り組みが可能であることを教えてくれました。これから取り組む病院運営においても、まさに目の前から霞が消えていく体験だったのです」と中川先生は回想している。

ここから、中川先生の環境改善の取り組みが始まる。

例えば、病棟の内装壁の塗り替えだ。中川先生の赴任当時から、善通寺病院と統合することが決まっていたため、古い病棟の建物自体に手を入れることはできない。そこで、構造は変えず、まずは築四〇年以上の最も古い、三つの重症心身障害児（者）病棟の壁を好きな色に塗り替えようと看護師長に提案したのだ。それぞれの看護師長さんたちは「いいんですか？」と驚きながらも、病棟の職員たちと相談して、それぞれがピンク色、クリーム色、黄色と紫色の組み合わせを選び、それぞれ個性的な色に生まれ変わったのだという。

「生まれ変わった姿は単に古さをカバーしようとした私の期待と想像を超えるものでした。たしかに建物は古いままですが、病棟の内部は職員の気持ちと共に一気に明るくなり、自分たちの病棟の変化にたいそう満足気でした」と中川先生は書いている。一方、急性期病棟では病室と廊下の壁紙をこどもたちの好きなキャラクターの壁紙に張り替えた。手術室やストレッチャーにも人気キャラクターを入れたら、こどもたちも安心して手術室に入ってくれるようになったのだそうだ。また、看護師のユニフォームもこどもたちが好きそうな柄でつくったりした。

さらに改革は続く。看護学校卒業後の研修一年目の新人看護師用のユニフォームもつくった。職員の間では新人であることがひと目でわかってサポートしやすいようにという医療安全の観点からである。そのユニフォームでの研修を終えた一年後に、一人前の看護師としてのユニフォームが贈られるのだという。それはまさに、中川先生も書いているように「感激の日」となるだろう。

ほかにも、こどもたちの術衣や気管切開したこどもたちのための収納ポケット付きエプロンを開発したり、患者さんやご家族に看護師長、副看護師長とわかるようにと新たにユニフォームとブレザーを考案したり、医師も白衣からブレザーに変えて胸に病院のエンブレムをつけるなどの衣服改革の試みが続いた。医師のブレザーの胸についたエンブレムは病院内の公募で優秀賞を受賞した、手術場の看護師さんのデザインなのだそうだ。

香川小児病院での中川先生の改革は、もちろん医療面でも展開されているのだが、ここでは職員も巻き込んだかたちで環境改革を進めていたことに着目したい。香川小児病院での中川先生の環境改善の試みは、病院スタッフの関与を誘発したと言える。私が特に注目したのは、内装の壁を病棟ごとに変えた後に「各病棟の看護師をはじめとした職員たちには『自分たちの病棟』という自負があり、（中略）自分たちならではの個性を出したいという矜持があったように感じます」と述べられている部分である。職員は自分たちが働く場に愛着と自負を持っていて、だからこそ自分たちのホスピタリティ（思いやりや患者に対する尽力）にも自負を持っている。そしてその自負の表現として〝自分たちの病棟の色〟を〝自分たちで選ぶ〟ことができたということではないだろうか。

そもそも病院という場所はホスピタリティを持つ人々の多い職場だということもあるだろうが、中川先生は医療環境・療養環境の改善に関して職員に意見を求め、アイデアを職員と話し合う中で、キャラクター導入の頃から、「病院を変える取り組みに興味を示す職員も出てきて、クラブ活動のような小さな集まりができました」と述べている。

また、中川先生は、「たとえ建物は古くてもピカピカに磨いて、清潔感あふれる病院にしよう」と強く決意されており、ことあるごとに職員に「廊下に落ちているゴミを拾う」ようにお願いしていたのだそうだ。このゴミ拾い運動は病院全体に広がり、「病院を訪れる多くの方から、この病院は本当に美しいですね、と褒めていただけるのは嬉しい限りでした」と述べている。そして、「こうした経験がアート導入の礎になっているのかもしれません」と書かれている。

まさにこのことは、当時、看護部長として勤務していた松本さんも、「この頃、このようにさまざまな取り組みをしたことが歴史となって、自然にその後のアートの流れに入っていったんでしょうね」と述べているし、森さんもまた、「ユニフォームを変えるなどのこの当時の取り組みは、後に業務改善にアートを使うことの原型だと思います」と言う。

香川小児病院で中川先生が主導し、職員を巻き込んで行なっていたこの一〇年あまりの取り組みが、統合後の一〇年につながる土壌をつくりあげたと言うことができるだろう。特に、患者さんと病院スタッフが共有する場所、すなわち〝環境〟に目を向け、環境をコミュニケーションの場ととらえ、その中で働く人々とともに環境のデザインを改革しようとしたことは特筆に値する。古びた建物だったとしても、そこで働く人々がそもそも持っていた自負が表現できることの喜びを誘発したのではないかと考えられる。それはここで療養するこどもたちにとっての環境改善であると同時に、働く職員の環境改善にもつながっていたのである。中川先生が「ホスピタルアートを導入しようとして始まったわけではありません」と語るのは、この香川小児病院の礎があるからである。

しかし、本当の大きな転機は二〇〇九年にやってくる。

こどもたちが劇的に変化した！――クスノキの壁画プロジェクト

森さんは、二〇〇九年のある日、写真家としてこの病院を訪れた。当時毎月連載していた新聞記事のための撮影だったという。初めて訪れた香川小児病院の印象を森さんは次のように語っている。

「廊下に重症心身障害の人たちの作品がばーっと貼り出してあって、それに感動して泣けるくらいでした。その人の生き様をちゃんと表現させてあげるような環境と文化が香川小児病院にはあったと思います。職員さんたちも表現をどうやって引き出そうかということを日々、当たり前に考えてアイデアを出していました」。

取材後、中川先生と雑談をする中で、森さんは自分が病院にアートを届けるNPO法人アーツプロジェクトで活動していること、自分にとってアートはどんな意味を持つか、などを話した。中川先生はとても共感して病院のこれまでの取り組みを話してくれた。その流れで森さんは第六病棟の話を聞いた。

第六病棟は児童思春期病棟で、そこにはこころに不満を鬱屈させたこどもたちが入院していた。病棟を訪問する者は稀で、昼でも薄暗く陰鬱な空気が漂っていた、と森さんは当時の印象を語ってくれた。病棟のドアや壁にはこどもたちが殴ったり蹴ったりして破壊した痕が無数に残っており、中川先生や職員はそれを「苛立ちの穴」と呼んでいたという。中川先生たちは穴があくたびに板でふさぎ、少しでもこどもたちの気持ちが鎮まるようにとパステルカラーに塗ったりしていたのだそうだが、ほとんど効果はなかったそうである。

その話を聞いた森さんは、「壁画を描いてみませんか」と提案した。

それに対して、中川先生は「やってみようか」と答えた。「病棟をピンク色に塗って好評だったのだから、病棟に壁画を描いてもいいかな?」という軽い気持ちだったという。そして森さんのNPOアーツプロジェクトに「老朽化が進む第六病棟を開放的で明るい雰囲気に改善するために壁画を描く」ことを依頼したのだ。

森さんは、四ヶ月をかけて現場の医師や看護師にヒアリングを繰り返して構想を練り、壁画のプロジェクトを提案した。

「その時私が試みたかったことは、この病棟の中で起こっている問題を病院内の問題に留まらせず、外部と問題を共有して、外部の協力を得ながら解決へと導きたいということでした。医療側からではない別の視線がこの場に注がれることで、これまでにない〝気づき〟が起こり、〝変容〟のきっかけになるのではないかと考えたんです。少なくともこのプロジェクトが、中川先生が望む『地域に開かれた病院』への第一歩になることを心がけました」。

提案したプロジェクトは、ひとりの画家に癒しのための壁画を制作してもらうという方法ではなく、画家と医療スタッフ、清掃員を含む職員の人たち、患者さんたちといった病院内部の人たちと、大学生や地域ボランティアなどの病院外部の人たちが、「さまざまな立場を超えて共同で行なう壁画制作」だった。

モチーフには善通寺市の樹であり総本山善通寺の南大門にある樹齢一二〇〇年のクスノキを選んだ。コンセプトは次のようなものだった。

「人間の『まなざし』は時勢によっても、個人の思想や志向性によっても左右される不安定なものですよね。だからこそ、いつの時代も変わらない、普遍的で安定した自然の営みの象徴として、クスノキの『まなざし』を病棟の患者さんに届けたいと考えたんです。加えて、入所者さんたちは季節感のない病棟の中にいますから、病棟の中にいても外の自然の移り変わりを感じられるようにと、クスノキの成長に合わせて春には葉を、夏には花を、秋には実を、定期的にボランティアが少しずつ時間をかけて描くという計画を立てました」。

下絵はＮＰＯアーツプロジェクトのメンバーで画家のマスダヒサコさんに描いてもらい、下絵を細かく分割して塗り絵のベースをつくり、それぞれのパーツにあらかじめ決めておいた色番号を貼った。番号通りの色で塗りつぶしていけば、いつの間にか美しい壁画が完成するという仕組みである。これはマスダさんと相談し合った結果の方法だった。「患者さんも含め、その場所に関わるできるだけ多くの人に参加してもらいたかったんですね。理由は、なんでもただ見ているよりは一緒にしたほうがずっと楽しいから。そのためには、作業を誰でも参加できるように簡単なものにする必要がありました」と森さんは言う。

色はマスダさんの感性に委ねつつ、視覚的に刺激の少ない配色とし、グリーンを中心に自然界にある多様な色相を揃えた。使用する塗料は極力匂いが少なく、壁画が完成した後に表面が汚れることがあっても水拭きが可能な耐久性の強いものを選んだ。

患者さん、看護師、医者、地域のボランティア、地域のデザイン科に通う学生たちが時間をかけてゆっくり描いていく。院内のスタッフも気負わずに業務の合間の短時間でも参加できるように配慮した。

第六病棟に入院している患者さんたちが少しずつ森さんと話をするようになると、森さんは彼らの話を聞き、そして提案した。「壁画、一緒に描く?」。そうするうちに、二〇名もの人が筆を持って壁に向かう日々が病棟の風景になっていったのだった。

全長六〇メートルの壁に描かれたクスノキは、枝を伸ばし、青々とした葉を豊かにたたえ、空を飛ぶ鳥も加わって、約半年をかけて成長していったのだった。こうして壁画「パッチワークの木と青い鳥たち」が完成した。

作業を見守っていた中川先生はこの壁画見て、深く感動したのだという。その時のことを中川先生はこう書いている。

「驚いたことに、壁画が完成した後は、それまで壁に開いていた『苛立ちの穴』がまったく出現しなくなったのです。病棟内を見回ってみると子どもたちの様子が変わっていました。ギスギスした感じやイライラしている様子が少なくなっています。また自分たちがこの絵（壁画）を描いたと言って自慢したり、うまく描けたとほめられてうれしそうにしています。病棟の看護師たちも壁画の話をしながら穏やかな表情になっていました。こういった様子に私は深く感動したのです」。

さらに完成した壁画を見た第七病棟のスタッフたちから、「自分たちの病棟にもぜひ壁画を描いてほしい」という希望が出たのも、中川先生にとっては「思いもよらない申し出というか、期待どおりというか（……）どちらにしても嬉しい申し出でした」。

第七病棟は、一階にある第六病棟の上の二階にある。そこで、階段の踊り場を中心にクスノキと鳥を描き、壁画は風の流れとともに上へ上へと伸びていくことになった。「旅する鳥」と題され、第七病棟の天井には空に漂う気球と太陽と雲、廊下には犬と猫

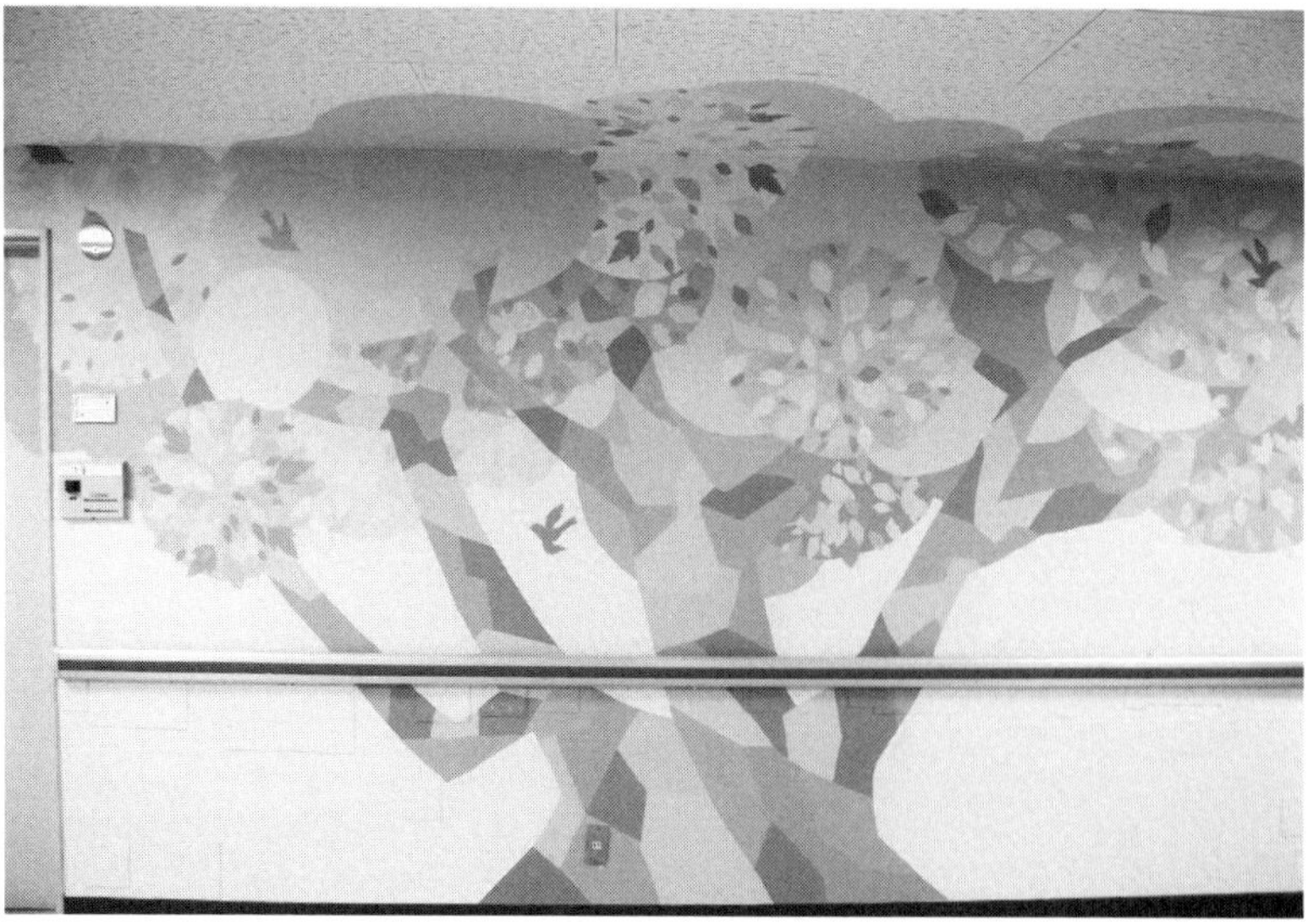

第六病棟に描かれたクスノキの壁画「パッチワークの木と青い鳥たち」

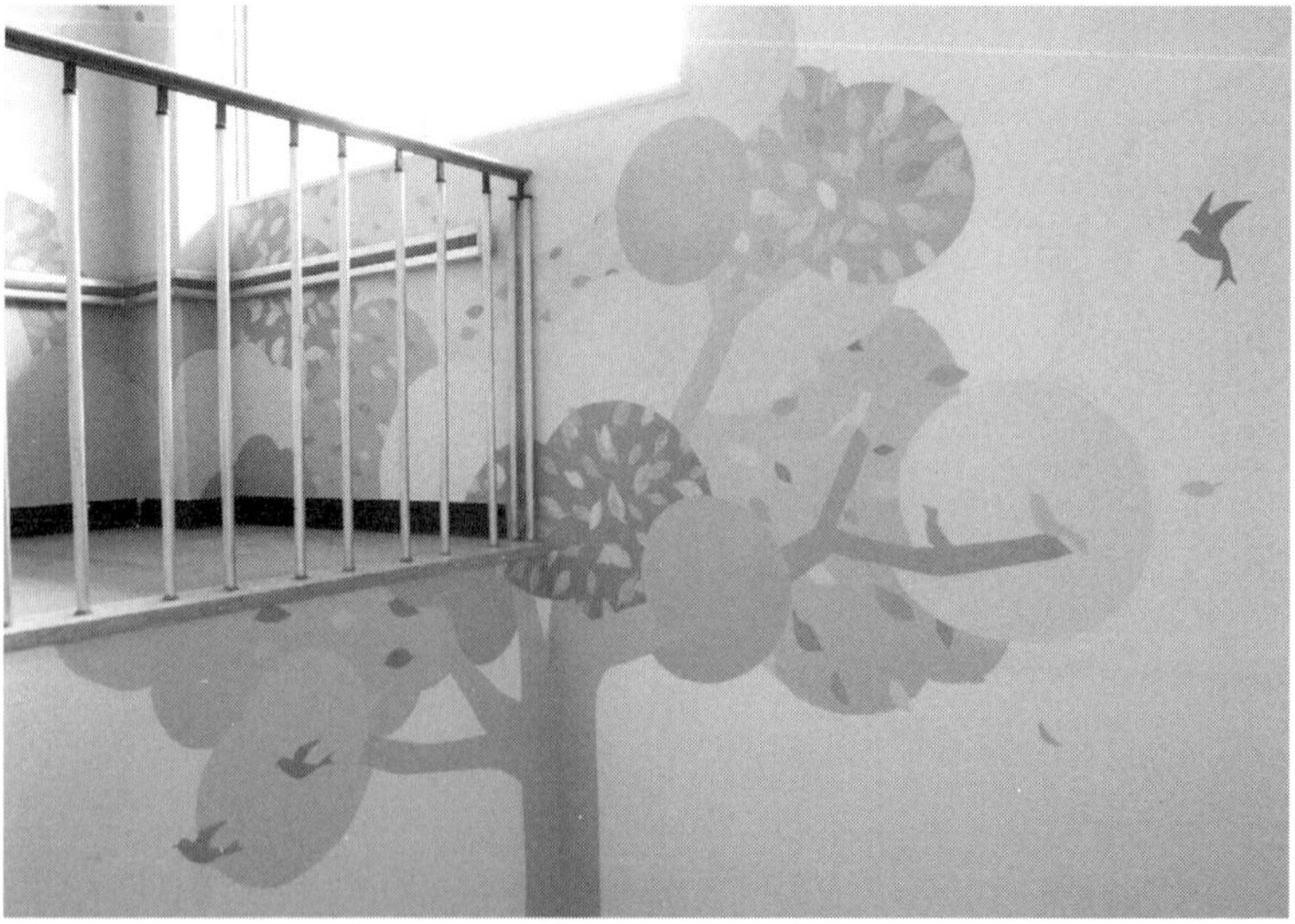

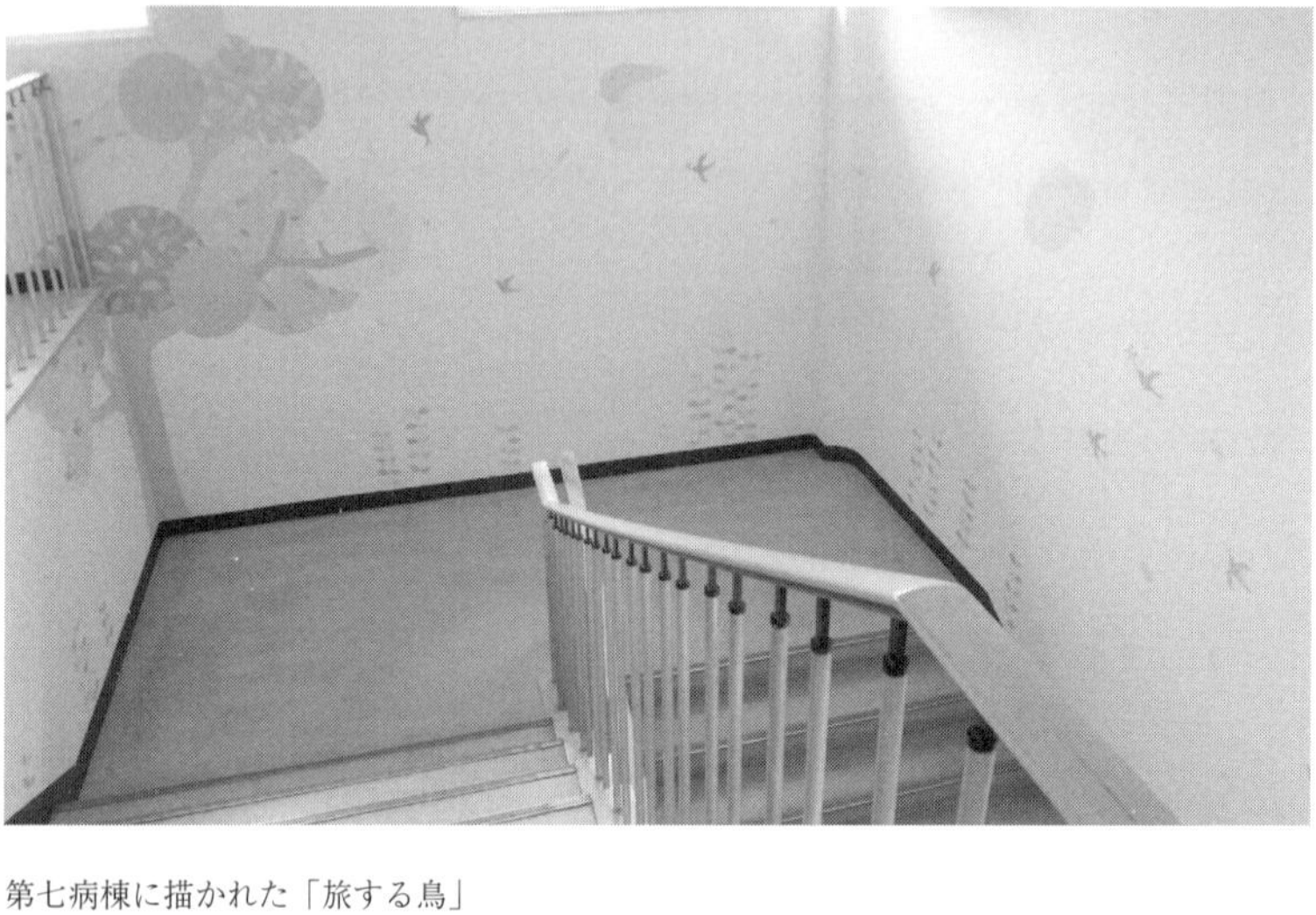

第七病棟に描かれた「旅する鳥」

が描かれた。

この生き生きとした壁画は、職員、患者さん、家族の人たちからも好評だった。けれども中川先生にとっては、この壁画が派生的にさまざまな影響を及ぼしているということは期待以上のことだったのだ。そのことを次のように書いている。

「私にとって思いがけなかったのは、この壁画の完成により目に見えない壁があった第六病棟と第七病棟が一体化したことです。さらに、作品制作は患者さんと共に地域の中学生や高校生のみなさんの参加を呼び込み、彼らがたびたび病棟に出入りしてくれたおかげで新たな地域との関係性が育まれ始めました」。

成長していくクスノキの壁画は、この病院におけるホスピタルアートの「原点」となった。看護部長だった松本さんは、「『それまで全然部屋から出られなかった子が出てきて、一緒に描けたんですよ』って森さんが報告してくれた時、一番感激しました。それがこのアートの魅力なんだなって思います」と言う。そしてもうひとつ、松本さんの次の言葉が心に残る。

「いまでもあの時の病棟に戻りたいと思うんですよ。あの大きなクスノキ……自分が癒されたんですよ。なにかあった時、二階に登って眺めたんです」。

この壁画をきっかけに森さんは週一日、「ホスピタルアートディレクター」として香

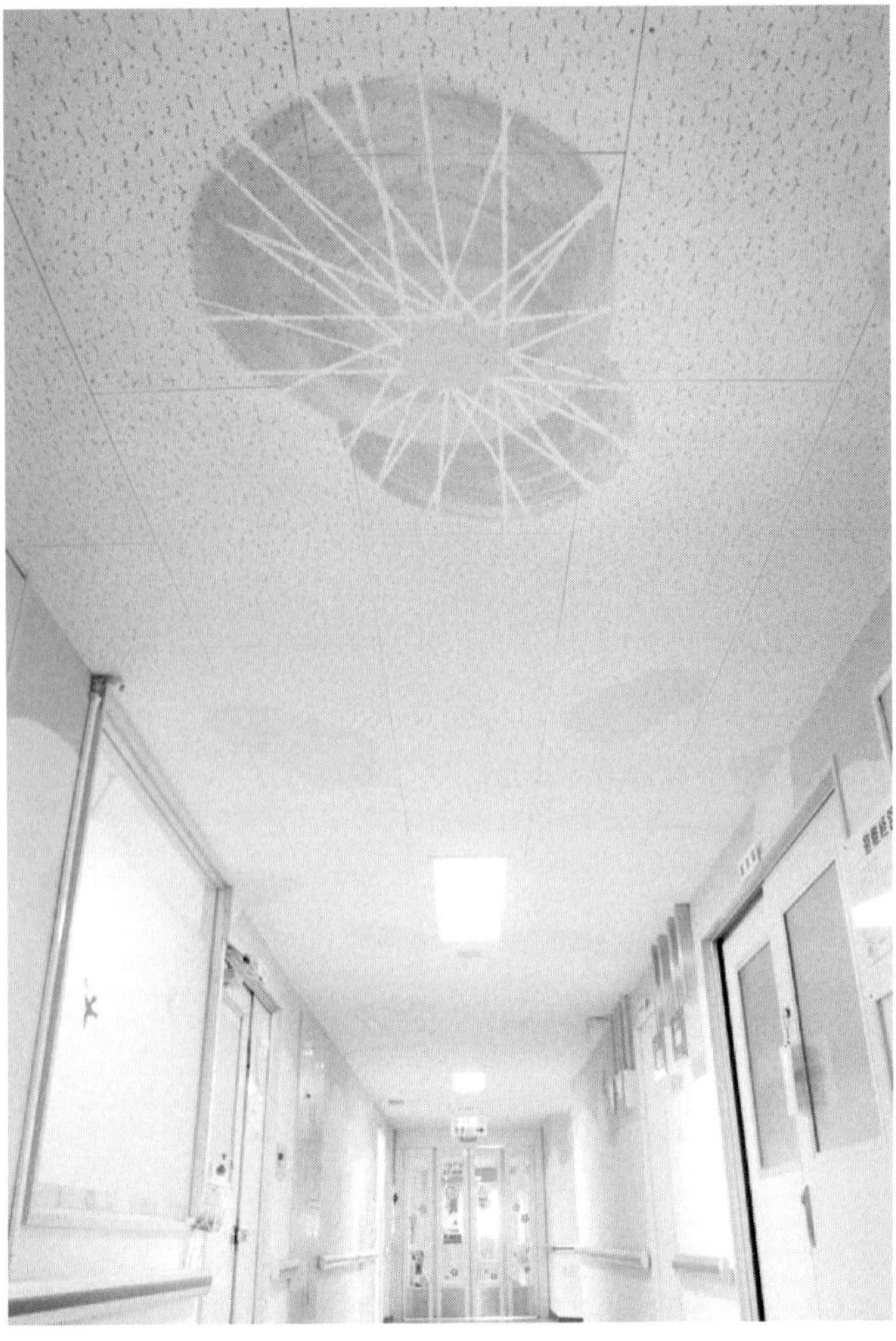

「旅する鳥」に描かれた太陽と雲

川小児病院に勤務することになった。「中庭に四季折々の花が咲く庭をつくってほしい」「食堂までの通路をギャラリーにしてほしい」「院内にお花を飾ってほしい」などという現場の声にアートプロジェクトとして応えていく。そのうちに、それまで院内の事務局の管理課や企画課が担っていた広報的な部分——例えば、イベントのポスター制作やTシャツ、ノベルティグッズのデザイン、職員の写真撮影などにも仕事は広がっていった。

森さんは、この当時のことをこう回想する。

「中川先生は『仕事は楽しくしないといけない』というのが口癖で、私がなにをどんなふうに描いたらいいのか悩んでいる時、『とりあえずやってみたらええ。失敗したら白で塗り直したらすむことや』と独特のユーモアで励ましてくれました。後で知ったんですけど、先生も本当はうまくいくのか半信半疑だったらしいんですよ（笑）。あの時、なんの経験も知識もない、ほぼ初対面の私によく任せてくださったものだといまさらながらに思います」。

「いままでにない」への挑戦

クスノキの壁画以来、中川先生の心の中に、「新しい病院には全面的にアートを取り入れよう。壁画も採用しよう」という思いが湧き上がっていた。新しい病院というのは、香川小児病院に赴任した時から決まっていた善通寺病院との統合で、実現に向けて計画が動き始めていたのである。この経緯をまとめてみよう。

基本構想をつくるにあたり、中川先生は「いままでにない、斬新で病院らしくない病院、夢にあふれた病院」を目指そうと強く思っていた。香川小児病院で行なってきた数々の試みを新病院でも実現していきたい。アートを取り入れ、地域に開かれた病院にしたい。そしてなにより、こどもたち、特に障害を持つこどもたちがおとなになっていく過程に病院が寄り添っていけることを大切にしていきたい。「こどもからおとなまでを対象として十分な医療を提供する病院」であるという意思を表すために、名称に「こどもの病院」であることを明らかにすること、そしてそのことを建物自体で体現することは欠かせないと中川先生は考えていた。中川先生は、基本設計の冒頭に「成人に対する医療、小児（成育）医療機能を備えていることが外見上も明瞭に表現されたものとする」と入れた。

他に、三六五日、二四時間対応の救急医療、小児救急センター、総合周産期母子医療センターの設置による高度な周産期医療の提供、重症心身障害児・障害者に対する医療・療育の提供を行なう癒しに満ち溢れた場を創造すること。特に通園センターでの療育・保育、生活指導、家庭における療育技術習得の支援などの提供がスムーズに行なえること、きめ細やかな乳幼児健診ができること、臨床研究部の設置、教育研修環境の整備、情報発信機能を備える施設であること、などが盛り込まれている。

また、この病院はこどもの患者の入り口とおとなの患者の入り口が別々であることも特徴のひとつだが、基本構想の中にすでに「感染症対策のため、成育部門と成人部門の入り口を別とする」というコンセプトが盛り込まれている。この点に関しては、「成人あるいは老人に多い感染症（結核）、小児に多い感染症（様々なウイルス感染症）に対する対策です。入り口と外来受付をそれぞれ別の場所にし、患者さんができる限り交わらないようにしています。さらに診療ブースも小児部門と成人部門を分離し、小児部門はさらに外科系／内科系を分離することを決めた」と中川先生は記している。

他にも、「患者層を考えると、新しい病院の主役はこどもと老人。事故につながりやすいエスカレーターは入れない」「レントゲンなどの生体検査部門は一階に集約して、患者さんを二階にあげない」「医療スタッフ、事務スタッフなどの仕事場を密室にせず、医療現場の『見える化』を実現する」などといった方針を定めている。そして、その中で「全体的にホスピタルアートを取り入れる」ことを盛り込んだのである。

基本構想づくりが始まったのは二〇〇四年のこと。国立病院機構本部との交渉は想像以上に困難だっただろう。「いままでにない、斬新で病院らしくない病院、夢にあふれた病院、そしてそれを象徴するような建物」を目指していた中川先生と新病院構想委員会の思いとは別に、国立病院機構本部側は、中川先生曰く、「重厚でマッチ箱のような建物」を提案してきたのだという。つまり、機構本部は、機能的で合理的だと考えられてきたコンクリートの四角い建物が〝病院らしい病院〟、すなわち医療を提供する場のイメージだったのだろう。一方、中川先生が実現したい新しい病院は、最新の医療を提供する場であることはもとより、さらに「これまでの病院がやっていなかったことをやる」という方向だったわけだから、根底に前例主義がある周囲との交渉は相当にたいへんな仕事だったであろうことは想像に難くない。

ちなみに、中川先生は、基本計画から新病院の建設、そして病院経営まで、ずっと関わり続けた唯一の人物なのだそうだ。これはかなり稀有な例で、統合を含む病院が創設される場合、開院までに少なくともおよそ一〇年かかると言われており、完成時には初期の担当者はほぼ全員いなくなることのほうが普通なのだという。ホスピタルアートの精神が根づき、開院後もプロジェクトが行なわれていくこの病院のスタイルが定着していったのも、中川先生の熱意とアートプロジェクトに対する確信とリーダーシップがあったからこそと言えるだろう。

機構本部の思惑はもとより、統合相手である善通寺病院の思いもある。基本的な方針は共有していたとしても、その具現化に対してはさまざまな思いが錯綜しただろう。ふたつの病院文化はまったく異なる。善通寺病院には成人対象の歴史ある病院としての矜持があり、香川小児病院はそれまでの経緯から現場での柔軟な試みに即した新病院を考えようとする。

ただ、ホスピタルアートを導入するということに関しては、「香川小児病院側にお任せ、みたいな感じでしたね」と当時、善通寺病院の企画課長だった山田茂晴さんは言う。「善通寺病院ではまったくそういう意識がなくて、『そもそもアートってなんだ？』という感じだったんですね。反対とまではいかないけれど、興味を示さなかったというか、そんな感じでした」。つまり、アートというものを「こどもだまし」のようなイメージでとらえられていたと言うのだ。なにより、クスノキの壁画の衝撃を体験していないのだから。

アートを取り入れるというコンセプトを新病院で具体化していくためには、香川小児病院が体験してきた「アートの力」の意味を共有していくプロセスが必要だった。当時香川小児病院の事務部長だった宮本一男さんは次のように言う。

「僕が香川小児病院に赴任したのは新病院を建てる一年前です。もうアートを入れる方針だと中川院長から聞いていました。僕はそれまでにふたつほど国立病院の新築に関わってきましたが、聞いた時にストン！と腑に落ちて、『いい病院ができるなあ』と思いました。無機質で白くて、衛生的だけれどもおもしろみのない、入院患者さんにただ『がんばれ』というようなところではない病院ができると直感的にわかりました。

病院は基本的につらい場所です。遊びに来る場所ではありません。病気と闘う場所なんです。ですからそこには癒される空間が絶対に必要だと思うんです。香川小児病院ではホスピタルアートがだいたいわかっていて、『新病院をつくるならこういうアートを入れてこういうことをしたいね』みたいな話が結構できていましたけれども、善通寺病院はそうではありませんでしたから、ていねいに説明していきましたし、だんだんできてくると『あ、こういうことなんですね』とわかってきたと思います」。

建築設計の面では、国立病院機構として初めてプロポーザル方式を取り入れた。プロポーザル方式とは、基本方針に対して数社に建築デザインを提案してもらう方法である。これまでのつくり方を踏襲するのであれば、国立病院機構側で決めた設計方針に対して入札で決める方式しかない。「でもそれでは自分たちの目指す病院づくりにはならない」と中川先生が機構本部にかけあったのだ。どうかけあったのかはわからないが、前例がないとすればこれもまた相当大変な交渉であったことだろう。

結果として、二〇〇九年七月、病院建築に定評のある山下設計のデザイン提案が採用された。

ここから次のフェーズが始まる。新しい空間に病院の理念はどのように可視化されるのか。そして、アートを建築デザインとどのように融合していくのか。その答えは、建築とアートプロジェクトを重ね合わせていくことだった。

「みんなでつくる」をコンセプトにした病院づくりへ

いままでどこにも存在しなかった、病院らしくない病院をつくりたい、壁画を取り入れたいと強く思っていた中川先生は、ホスピタルアートディレクターも新病院推進委員会のメンバーとして参加させた。そして壁画や照明、病室や廊下のカラーリングなど、インテリア全般の決定を任せたのだ。

建築設計を担当する山下設計側としても、「病院側にアートディレクターがいるというのは初めての経験です。一般的にアートを入れようという病院があったとしても、我々がアートをコーディネイトする会社をご紹介することが多く、そういった会社は建物が完成するまでのお付き合いとなります。欧米では病院の職員としてアートディレクターがいることで持続性の高いヘルスケアアートの環境になっているケースを知っていましたので、今回は病院内にアートディレクターがいらっしゃると聞いて、すごくいいチャンスをいただいた、と思いましたね」（山下設計　取締役副社長執行役員　藤田衛さん）と言う。

病院設計のプロポーザルのテーマの中にはアートに関する要項はなかった。だから山下設計の提案は建築としての機能、特にこどもとおとなのそれぞれの特性を踏まえ、ふたつの空間を分けつつも、単に分けるだけでなく、医局や高度な医療機器などこどもの医療とおとなの医療の双方で共有できる部分とできない部分をしっかり区分するというのがコンセプトの中心だったという。

一方、未知の世界に突入することになった森さんは、新しい病院をつくるということをひとつのアートプロジェクトにして、多くの人を巻き込みながら進めていこうと心に決めた。香川小児病院で行なっていたさまざまな試みをもうひとつの病院にも広げ、香川小児病院で育てたクスノキをさらに大きく育てていく。そしてさまざまな人たちとともに、新しい病院をどんなふうにしたいのかを見て、聞いていく。森さんはそのプロセスを「MAMA ENE HOSPITAL」と名付け、患者さんやふたつの病院の職員が参加するさまざまなアートプロジェクトとして同時進行させることにしたのだ。「MAMA ENE HOSPITAL」というコンセプトが生まれた時のことを、森さんはこう書き記している（『扉を開ければ見えてくる新しい病院のかたち』より抜粋）。

＊＊＊

小児医療を担う香川小児病院と成人医療を担う善通寺病院の統合に際して全面的にアートが取り入れられることになり、私はますます忙しくなった。新病院の外壁に壁画を描くという要望も上がってきた。子どもにも大人にも優しい病院とは。その外壁に描く壁画とは。次々に降ってくる答えの見えない問いを抱えたまま、私は病院の周りを一周することにした。夏の夕方の日差しは容赦無く、汗が額から滴り落ちてあっという間に地面にいくつもの水玉模様を作る。セミたちが声の限りに私を焦らせていた。その時、一台の救急車がサイレンを止めて、滑るようにエントランスに停まった。医師や看護師が小走りに出てきて短い掛け声をかけ合って子どもをストレッチャーに乗せる。子どもの頭に巻かれた布には鮮血が滲んでいた。手も足も、ぐったりと伸び切っている。お母さんは目に涙をためてハンカチで口を押さえたままますがるようにストレッチャーの側を離れない。命を再生させるためにエントランスに集められた頼もしいクルーは、いつも通りの手慣れた方法でそれぞれが別の動きをし、固まった時間の隙間をくぐるように、ストレッチャーとお母さんをクーラーの効いた清浄な場所へと運んで行った。ほんの数分の出来事だったと思う。それは本当に美しい風景だった。

心の深い場所から、医療スタッフに対する尊敬の念が、とめどなく湧き上がってきた。医療スタッフはこうして二四時間、三六五日、傷ついた人々を受け入れ続けてきたのだ。病院という建物の中ではまさに今この時も、まるで細胞のように医療を学んだエキスパートたちが適切な場所に配置され、その経験と技を駆使して命を救い続けている。そして、日々病に打ち勝つ方法を模索し、研鑽し、進歩する医療技術を習得し、次の傷ついた命を受け入れる準備をしている。厳格で美しい秩序を保って。医療とは力強く父性的な営みなのだ。思わず私は、湧き上がる感謝とともに病院の外壁をなでた。夏の日差しを吸い込んだ壁は熱を含んであたたかく、ところどころ深い傷が走っていたが、確かに呼吸して「生きて」いるように思えた。病院はこれまでずっとこの美しい営みを当たり前のように続けてきたのだ。そしてこの外壁はその営みを今、この時も無言で守り続けている。それは我が身を呈して病気の子どもを守ろうとする母のようにも見えた。「病院は生きている」、そしていつもこの場所で待っていてくれる。黙って、全てを受け入れる覚悟で。

私は医療スタッフ、そして建物に対する畏敬の念が湧き上がってくるのを感じた。「母性」その時、私の中に一つの単語が鼓動し始めた。医療という父性的な営みを補完する母性。それが建物であり、アートの担う役割ではないだろうか。黙って祈りながら回復を待っている力、時にはたたかうことを離れて全てをあるがままに受け入れようとする力。それは自然が生命を育む時に必要な根源的な役割。その力を病院に届けたい。アートの力を借りて医療という父性的な営みをサポートしたい。私は小さなメモ帳に「MAMA ENE HOSPITAL」と、大きく書いた。母なる自然のエネルギーに満ち溢れた病院。医療という「父性」を補完するための「母性」として在ること。それをこれから始まる全てのアートプロジェクトの根底にすえよう。私は夕暮れの日差しの中で、目が覚めたような、滞っていた何かが流れ出したようなすっきりとした気持ちになった。

理念を建物自体で表現する

すでに述べたように、四国こどもとおとなの医療センターの外壁にはクスノキが描かれている。これは基本方針の中で中川先生が記した「病院の理念が建物の外観にも明らかであること」の理念そのものであり、クスノキはその象徴だ。

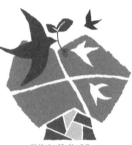

Shikoku Medical Center
for Children and Adults®

クスノキはシンボルマークにも使われている。葉の生い茂る部分は四国をかたどっていて、香川県のみならず四国全体の医療を担っていくという決意を表明している。そして幹の部分は多数の診療科目を象徴している。大小二羽の鳥は、こどもからおとなまですべての人の健康を見守っていく病院であることを示しており、赤い実は善通寺市の位置を、実から伸びる双葉にはここから新しい医療を発信していきたいという想いが込められている。

しかし、外壁にクスノキを描くまでには、相当な紆余曲折があったようだ。外壁のおおまかなデザインは山下設計が提案していたが、職員へのヒアリングからは「外壁は威圧感がない、病院らしくない病院にしたい」「なにかこどもの病院であるようなモニュメンタルな部分がほしい」などの要望が出ていた。

「中川先生が外壁のデザインについてお話しされた時のことをすごくよく覚えていますよ」と山下設計の藤田さんは言う。「聞いた瞬間にぱっと思い浮かんだのは『お金がかかるなあ』とか『金属だったら錆びるし、立体物なら埃がたまって雨で汚れる』とかいろいろ現実的なことが……（笑）。それでももしかしたら苦い顔をしたかもしれません。いや、なにかすることが嫌だったのではないんです。実現性を考えると、という意味です」。

新病院構想委員会の中でも、劣化やメンテナンスの仕方、材質、費用などの現実面での懸念が当然出てくるわけで、「『いくらかかるかわかっているのか！』と大反対された方もいらっしゃいました」と宮本さんは回想する。

度重なる検討と議論を経て、「病院の外壁すべてをキャンバスにして絵を描く」という方向に落ち着くこととなった。

山下設計の藤田さんは、「ざっくばらんに言うと、壁に絵を描くというのには驚きました。そういう経験がない。外観のデザインは設計が考えるもの、という常識が自分にも周囲にもありましたから」と言う。

絵が決まらなければ外壁材も工事の段取りも決まらない。中川先生は、山下設計から当初提案されていた色をすべて白紙に戻し、新たに「真っ白な建築模型」をつくってもらい、森さんに、その白い模型に実際に絵を貼ってみながら、外観のアイデアを練って提案するように指示したのである。

建築に関わる一連のプロジェクトにおいて、森さんが助力を仰いだのは、クスノキの壁画プロジェクトでも協働してくれたNPOアーツプロジェクトのマスダヒサコさんである。マスダさんは次のように言う。

「話をいただいた時に考えたのはクスノキの壁画のことでした。香川小児病院で一階のクスノキを二階までつなげようという話になった時、クスノキがそのまま成長していくという物語を森さんから聞いていたのですが、そうすると二階が葉っぱばかりでモコモコしてしまってわかりにくいと思ったので、別のかたち（旅する鳥）にしたんです。ですから、今度の新しい病院では、それこそ一本の木が五階まで続いていくというイメージを最初に描きました」。

森さんがマスダさんに協力を仰いだのには、ともにクスノキを描いたという経験値があるということだけではない理由がある。

「クスノキの壁画の時にも、看護師さんたちから『動物を描いてほしい』という要望があったんですよ。キリンとか象とか……。でも、マスダさんは『そうじゃないと思うな

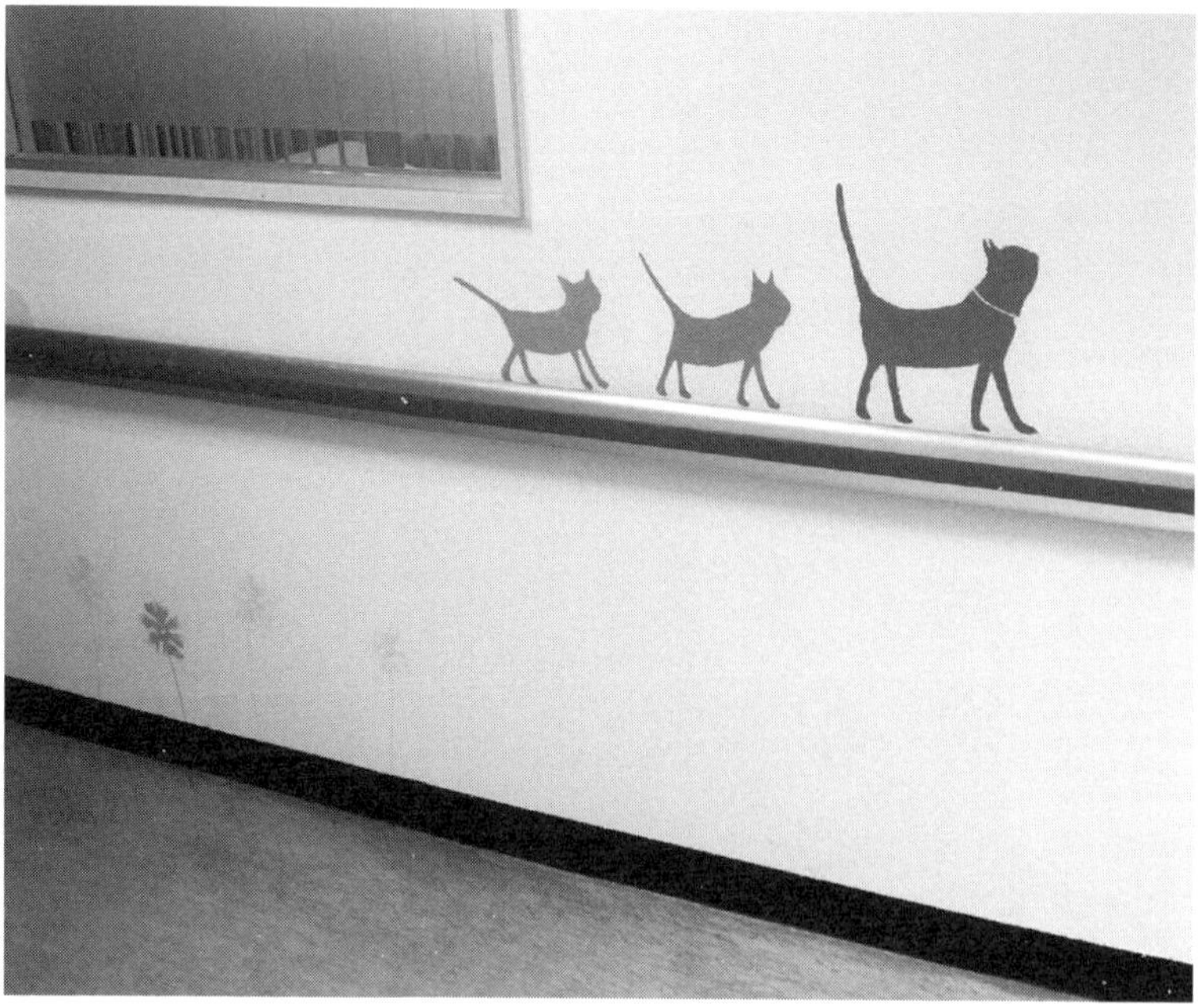

猫のシルエット

あ』って。『病院の動物は、その動物を見た時に、〝あ、家に戻ってあの子に会いたい〟と思えるような犬とか猫とか、その子の物語に寄り添えるような動物のほうがいいし、描きこむよりもシルエットとかで想像させてあげたい』と言ってくれたんですね。絶対にそうだと私も思いました。看護部長だった松本さんも『猫ちゃんに励まされた』って言っていましたよね。そのとおりになったんです。アーティストの想像力ってそういうことだと思うんです。すごく優しくて深い」と森さんは言う。「マスダさんとずっと一緒にやっているのは、そこにいる人をていねいに観察してくれるから。そして、マスダさんの言葉が私にいつも気づきをくれるからなんです」。

「クスノキが成長していく」というイメージは基本的なモチーフとなり、小児エリア側には若木を、成人エリアには成木を描くことが決まった。しかし、マスダさんには迷いがあったという。

「最初に下絵を描いた時は小児エリアのほうだけを考えていました。逆に言うと、おとな側には別のモチーフがあるのかな、とも思っていました。おとなは自分の病状についてだいたいわかっています。（私たちは）患者さんが家族の中のどの位置にいるか……つまり父親なのか母親なのか大黒柱なのかもわからないし、事情もいろいろですから、ひとつにくくることができない。（自分の病状が）見えているということはすごく辛いことです。それをこんなもので慰められるのだろうか、というような思いはすごくありました。だから、こどものノリをひきずってはいけないような気がしていたんですね。でも、だからといってシステマチックでシンプルであればいいというものでもない。だから最後まで本当にわからなかったところはあります。でも、なにを信じたかというと、森さんが『そこにあるべきなにかを信じていた』ことを信じたんです」。この最後の言葉からも、森さんとマスダさんの信頼関係がわかる。

全体のバランスは白い模型で何度も検討しなおした。木の大きさも最初のプランでは「『まちとのバランスを考えると大きすぎるんじゃない？』と山下設計の担当者の三浦敬明さんが言ってくれて、マスダさんに描き直してもらった。そうしたらずっと余白が広くなってよくなったし、出来上がってから背景の山と空とのバランスがよくわかりました」（森さん）。

このクスノキの外壁もアートプロジェクトとして、いろいろな人に参加してもらって描きたい。とはいえ、香川小児病院の時のように直接みんなで描けるわけではない。そこで、森さんは香川小児病院に入院しているこどもたちにハートを描いてもらい、これらを小児エリアに若木の葉っぱのようにちりばめようと考えた。ハートは命で、その命が実る様子である。だが、さまざまな障害を抱える方たちに描いてもらうのは言うほど簡単ではない。それでも療育指導室に所属する児童指導員や保育士はハートを描きやすいように補助具のようなものを考案してくれた。

「重症心身障害を持つ方は、普段の生活の中に〝触れる〟という行為があまりないので、無理やりものを持たされてしまうとすごくびっくりしてしまうんですよ。特に金属とか木とか。でも普段から触れているお布団とかの布の感触にはそれほど過敏に反応されないので、私の先輩が、持つ部分をちょっと柔らかい生地で覆って持たせてあげたらどうだろう、とかいろいろ試しながらやっていきました。みなさん手の拘縮とか体位も違いますし、首もある程度固定されているので見る位置も決まっているんですね。ですから、個々の状態に応じて、短時間でも楽しんでもらえるようにと、こちらもおしゃべりをしながらやっていきました。『みんなで一緒に』ということが難しい患者さんたちですから、ひとりひとりがじっくり集中できる時間にがんばる、というか、楽しんでもらうように普段からしているんですよ」と療育指導室長の安藝《あき》彩さんは言う。

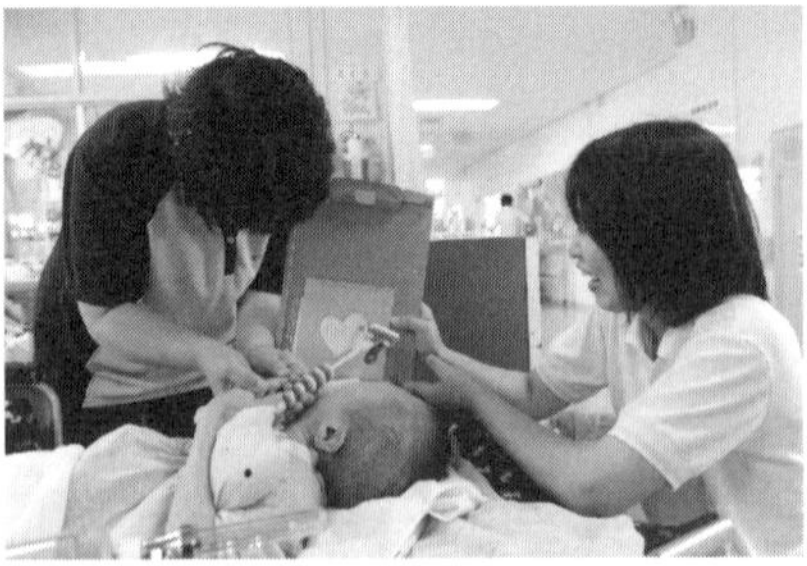

こどもたちが描いた不揃いなハートのラインを生かしつ

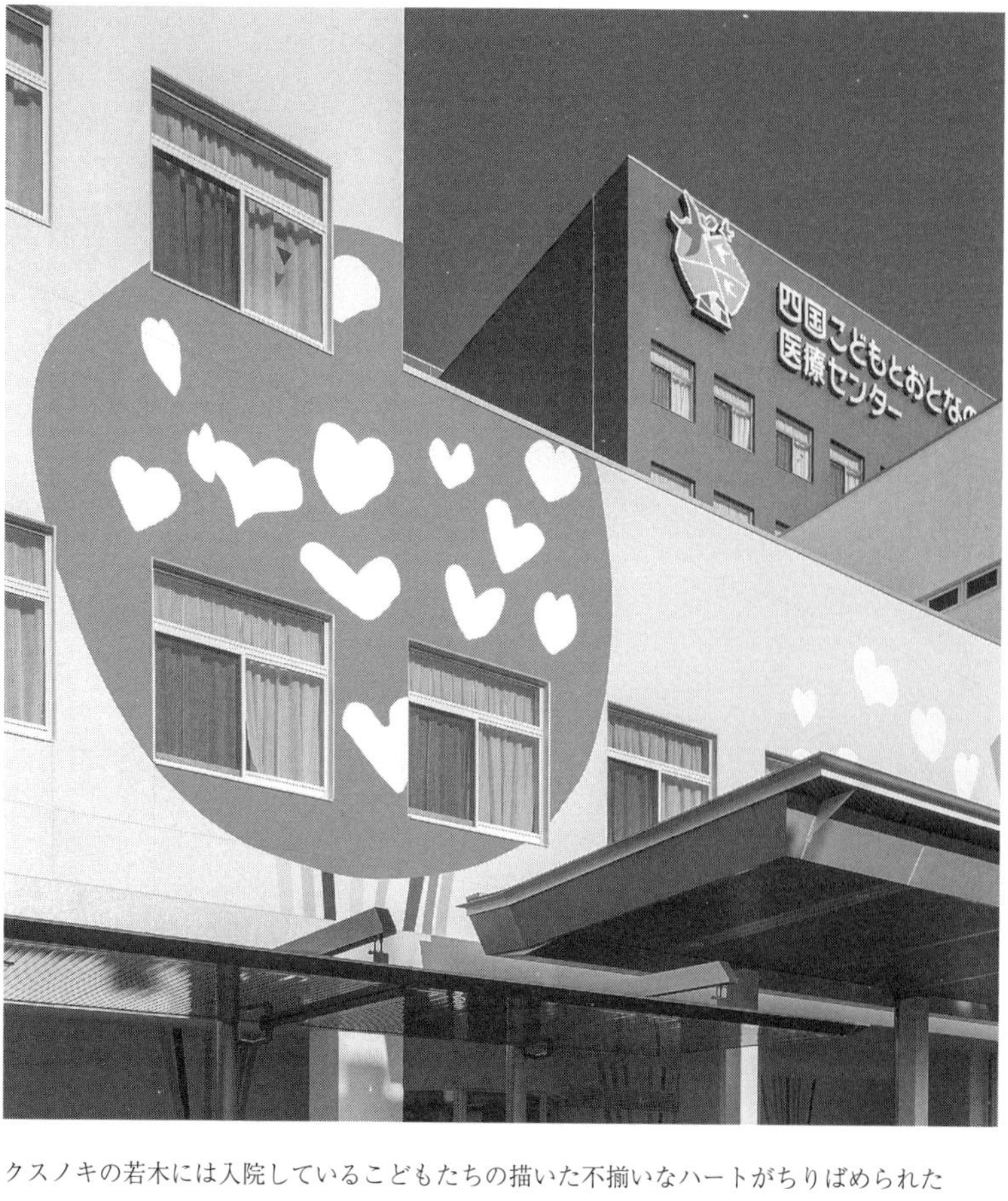

クスノキの若木には入院しているこどもたちの描いた不揃いなハートがちりばめられた

つデザイナーの鯵坂兼充さんがマスダさんの案をもとに建物のレイアウトに落とし込み、森さんは設計・施工担当者と材質などを検討して決定し、職人さんたちが足場を組んで壁に絵を転写した。

この一連のプロセスそのものが、患者も医療者も病院づくりに参加するという象徴的なプロジェクトとなった。

建築中、安藝さんは、よく病院の利用者さんと建っていく新しい病院の写真を見ていたそうだ。

「重症心身障害児者病棟の利用者さんは家に帰ることが難しく、ここが生活の場になっているんです。ですから、移転する前から『新しい病院に行くんだよ』とか『これが今度の病院の壁になるんだよ』とか話しかけていました。急に連れて行くとすごくストレスが溜まりますから、こころの準備をしていきましょうということですね。よくみんなで病院から離れた場所までお散歩に行って、できていく新しい病院の方向を眺めました。新しい病院に移転した後、利用者さんと散歩に出かけた際、遠くから見ると本当に個性的なハートがいっぱいあって、みんなが描いたハートがあそこにあるのがすごく嬉しくて、『あれがきっと○○ちゃんが描いたのだよー』とか言っていました。いまはもう言わなくなりましたけれど、みんなのこころの中にすごく残っていると思います。職員の中にも」。

実は、建築作業員の人たちもすごく楽しみにしていたのだ、と施工責任者だった大成建設の小川嗣雄さんが教えてくれた。「絵が途中途中でできていくので、『あ、あそこに今日、木が描かれたぞ』とかね（笑）」。

中川先生が意図したとおり、この病院のアイデンティティは外観に深く刻み込まれていった。クスノキの壁画は、関わる人々みんなで蒔いた、成長する病院の種となったのだ。

「こうありたい」を目指す思いが力を集結させる

新築期の話をいろいろな方にうかがっていくと、さまざまな人々が意見を出し合い、それらが検討されて取り入れられていったことがよくわかる。外壁のみならず、内装、サイン計画など、細部に至るまで、職員からさまざまな意見を引き出し、設計事務所、施工業者、画家、デザイナー、医療者らと対話をしながら、病院の理念や職員の要望を可視化していくプロジェクトとなっているのだ。

例えば、香川小児病院の看護師からは「こどもの病棟に色を入れたい」「病棟の名前を『第七病棟』とかではない名称にしたい」などという提案が上がっていた。入院病棟は疾患ごとの療養環境が大切である。中川先生の「癒しとやすらぎが漂い、緊張感が和らぐほどの環境にしたい」という思いを表現するため、森さんとマスダさんは各階ごとにテーマカラーを決めていった。

マスダさんは各階で行なわれる業務に合わせてまず言葉を選び、その言葉のイメージから色を決めていった。言葉選びのイメージの元となった、若葉から花が咲き、実がなり、空まで伸びていく……というクスノキの成長のストーリーだ。

そのテーマカラーに合わせてカーテンや床の色が選ばれた。夜になると、五色のカーテンの色が窓ごしに浮かび上がり、香色山に映える。

小児病棟には、看護部門と話し合う中で病棟名、「あんずいろの丘病棟」「ひだまりの丘病棟」などテーマカラーに合う名称を決めていった。成人病棟はアルファベットにしたが、おとなにはそのほうがわかりやすいだろうという職員の意見による。

外来はこども側(成育外来)とおとな側(成人外来)に分けられ、入り口も別々だが、エントランスによくある吹き抜けの構造ではないのに明るく開放感があるのは、ふたつの外来の真ん中に位置する事務室がフルオープンで、働く事務スタッフごしに反対側の外来まで見渡すことができるからだ。事務スタッフが見えるというのは当たり前のよう

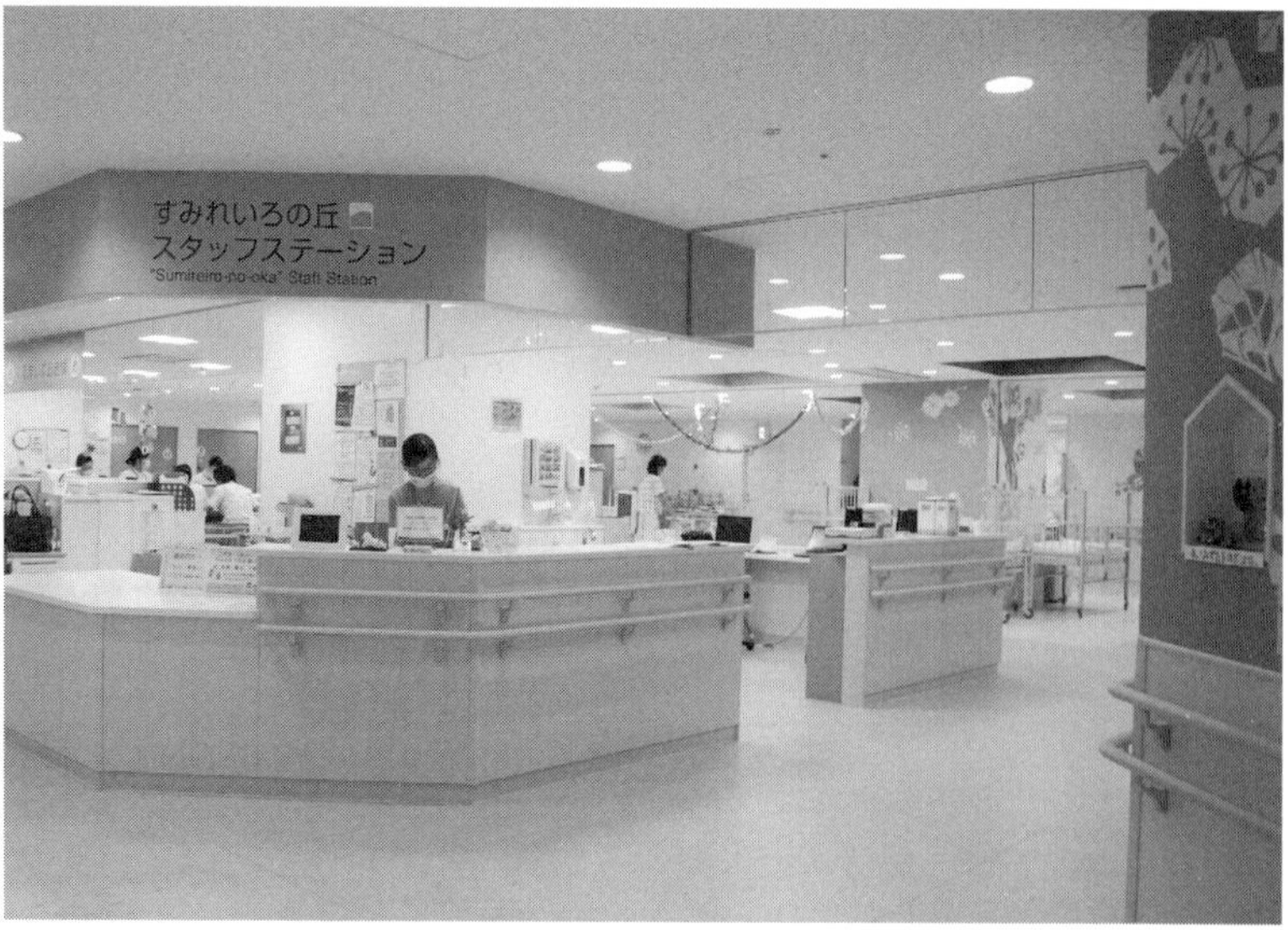

小児病棟のスタッフステーション

だが、意外と事務室は見えないつくりになっている病院は多いものだ。「できるかぎり病院を〝見える化〟していく」というのも中川先生のコンセプトであって、これは来院者に向けた表現のひとつと言えるだろう。カウンターは小さなこどもでも職員と顔を見ながら話ができるような高さなのも微笑ましい。

成育外来には大きなからくり時計がある。「このき」というタイトルが付けられたこの時計はアーティストの川嶋守彦さんのデザインで、香川小児病院に入院する重症心身障害をもつ患者さんの家族でつくる「ひかり親の会」の寄付で設置されたものである。「なにか小児病院であったことの記憶に残るものがほしい」という職員の希望や「こどもらしいからくり時計なんかどうだろう」という臨床研修医の意見が取り入れられている。

一方の成人外来の天井には、不思議なかたちをした大きな照明が三つ並んでいる。この「こもれびのランプシェード」は、善通寺病院の医療スタッフや患者さんが和紙で木の葉のかたちを切り抜き、それをガラス繊維強化プラスティックに漉き込んで照明にしたのだという。

壁のニッチも、建築的には思いのほか大変だったが、設計担当の三浦さんが建築基準法を考慮して設置可能な場所を探し、施工の小川さんが壁の厚みや空間の調整を確認し、その都度三浦さんが設計を調整するなどして場所を確保していった。

かなり手戻りの多い面倒くさい作業だったはずなのだが、「話を聞いていると、必要なものだと思ったし、楽しくなりそうだな、という雰囲気があったんですよ」と三浦さんは言う。小川さんは「最初は三〇ヶ所以上あったんですよね」とにこにこしている。「こうしたい」を拒絶的な「できない」で反応するのではなく、「どこまでアイデアの原型を殺さずに変更すればできるか」を探っていくやりとりの中で、森さんも建築上できることとできないことがわかっていき、三人のチームで進めていく体制が出来上がっていった。

そして、このような創発的な現場になりえたのは、「中川先生がかなり上から俯瞰してくださっていたからできたと思いますね」と三浦さんは言う。「あまり細かい指示がなくて、現場の裁量が大きかった。でもいざという時には言ってくれる。そういう院長先生に出会えてよかったと思います」。

このような関係者の話を聞いていくと、みなが「これまでにない病院になりそうだ」とわくわくしながら関わっていたことがわかる。森さんはさまざまな人々の声を聞きながら構想をつくり、マスダさんがデザインをおこし、専門家のアドバイスを受けて微調整しながら、多くの人の希望を建築物の中に現実化させていった。設計担当者も施工担当者も、森さんを全面的にサポートしている。

「経験のないまったくの素人」だった森さんは、この大事業を通じて、ホスピタルアートディレクターとしての立ち位置が明確になっていったのではないだろうか。周囲の人々も森さんのがんばりを受け止めた。そして、「中川先生は、いつも大事なところできちんと大切にしなければならないことを言ってくれた」（森さん）。

実のところ、インタビューする前、塩瀬さんと私は、この病院ができていく過程ではかなり多くの軋轢《あつれき》があったのではないだろうか、と予想していた。通常、「前例」の壁は大きく、「手間」は嫌われがちだし、「規格外」はコストがかかる。アートというものはそもそも前例を踏襲することを嫌うものだから、すべて規格外で手間がかかる。ホスピタルアートをコンセプトの中核にすえた病院づくりは、どんなにたいへんな軋轢をどのように乗り越えてきたのだろう、中川先生と森さんがコンセプトをつらぬくには相当の抵抗があったのではないか、と考えていたのだ。

ところが、拍子抜けするくらい、全員が「これまでにない病院」を目指してアクセルを踏んでいたのである。唯一、何人かが「あれを通すのは大変だった」と口を揃えて言っていたのはシンボルマークだった。結果的には、先に述べたようなシンボルマークの意味をねばり強く説明することで納得してもらえたのだというが、多かれ少なかれ、アートやデザインなどでは常に起こるのが〝好み〟の問題である。好みの地平線は交わることがない。しかし、好みは違っていてもそうあるべき〝意味〟があることを理解できれば納得できる。建設時のさまざまなアートにも、それぞれの意味があったからこそ、紆余曲折はあっても前進できたのだろう。

塩瀬さんは関係者へのインタビューを振り返ってこんなふうに分析してくれた。

「素直に考えればこうあるよね、という姿を誰も説明できなかったところに、『説明できないけどこうなんだ』って言ってくれたのが中川先生と森さんなんだと思うんですよ。その思いにみんな便乗したんじゃないかな。

〝便乗〟ってすごく大事で、例えば、建築基準法を満たすための壁も、現実と理想のギャップが生まれますよね。それを埋める工夫をしてくれたのも、中川先生と森さんの素直さに便乗できたからじゃないかな、と思います。いろいろ苦労もあったし摩擦もあっただろうけど、ホスピタルアートディレクターとしての森さんの孤軍奮闘でも決定者としての中川先生の強権でもなく――もちろん中川先生も森さんもすごいんだけれども――みんな、こういう病院が欲しかったんですよ。自分ごとでとらえられた」。

「便乗」とはとても鋭い分析だと思う。中川先生の「こうありたい」をホスピタルアートとして表現するアートディレクターが仲介者となって共有していったからこそ、それぞれの「こうしたい」を乗せていけたのだ。

思いやりで満たしていく

病院建築が進む中、中川先生はまた別の「こうしたい」を森さんに話す。二〇一一年のことである。新病院の開設まであと二年。

「病室に飾る絵を患者さんに選んでもらえるようにしたらどうだろう？」

有名な作家の作品をひとつ買うよりは、若いアーティストの作品がたくさんあったほうがいい。そこで森さんは、「祈る・寄り添う・待つ」という母性の象徴としての病院におけるアートの役割に共感してくれるギャラリーや大学を通してアーティストに声をかけていった。この時大切だったのは、すでに描かれた作品を買うのではなく、このために新たな作品を描いてもらうことだった。

「『祈る・寄り添う・待つ』の三つのキーワードだけをお伝えして、あとは作家さんに委ねました。個人的に『大切な人が病気になった時に部屋に飾りたい絵を想像して描いてください』とお願いしました。そもそもどんな絵が届いてもジャッジはしないと決めていました。なぜなら絵の好みは人の数だけあるし、見る時の気分によっても左右されると思ったからです。その代わりに、患者さんが気に入らなくなったらすぐに掛け替えてあげられるという自由度を持たせ、配送のコストも削減したいと考えて、みなさんにA３サイズで描いてもらいました」。

二年間かけて三〇〇点が集まった。それらの作品はオーダーメイドの額を病院で三〇〇個一括購入し、一年半かけて森さんが額装した。作品データはiPadに保存して、iPadを持って病室を訪問し、患者さんに好きな絵画を選んでもらうのである。

新病院での絵画の掛け替えサービスはおとなの病室から開始された。

「このサービスは、もともと絵画に興味がある患者さんや、回復期で時間を持て余している患者さんの場合、とても喜ばれることもあったし、絵画よりも話し相手として歓迎されることもありました。それどころではない雰囲気に黙ってドアを閉じることもあります。『なにもしないで引き下がること』もサービスの選択肢のひとつなんですよね」と森さんは言う。このサービスは、現在ボランティアさんが担当してくれている。また、病院に出入りしていたプログラマーがオリジナルの絵画管理ソフトを開発してくれて、いまではどの絵がどの病室に掛かっているのかがわかるようになっているのだそうだ。

病院では、そもそも患者が選択できることはとても限られる。

「患者さんの満足度は、良い医者や良い看護師がたずさわれば上がるのですが、診療以外のところの満足度をどう上げたらいいのかって当時看護部長だった松本さんとはいろいろ話をしていました」。例えば、入院患者さんが食事を選べるようにできないか。肌触りのいいタオルを使い、持って帰っていただいてもいいようにできないか。ふつう、病院の食事は管理栄養士が作ったメニューを一方的に食べなさい、となりがちだ。それを、コンシェルジュの人と一緒に「明日、何を食べられます?」って選べる仕組みにしたいと看護部から院長に提案し、夕食は三つのメニューから選べるようにした。肌触りのいいタオルを探しに、今治まで見学にも行ったのだそうだ。持ち帰りタオルは実現しなかったそうだが、新しい病院ができたら「なにをやったら素敵だろうか」と思い描いていたことがうかがえるエピソードだ。

病院建設時のアートの役割は、「理念の顕在化」であると同時に、病院関係者、設計・施工者、デザイナー、画家も含めたさまざまな「〝見えない思い〟をかたちにすること」に重点が置かれたと言える。シンボルマークには、新病院の理念が次のような言葉で結晶化された。

形の美しさや、色の艶やかさは、時の流れにさらされ、いつしかその姿を変えてゆく。それは自然の法則であり、万物はその法則に逆らうことはできない。しかし、どんなに時を経ても、そこに込められた「人の想い」は色あせることがない。新病院におけるアートは、外壁画から院内絵画まで、単なる「美しいもの」としてではなく、変わることのない想い（エネルギー）の結晶としてお届けすることを心がけている。マークはその象徴であり、全てに明確な意味を持たせることが重要だと考えている。意味とは物語であり、物語は人が生きてゆく上で必要不可欠なものである。特に、人の生命力を快復させる医療現場において、アートの包括する様々な物語が、医療者と患者をつなぐコミュニケーションツールとして大きな役割を果たすと信じている。

（病院のパンフレット「扉を開けば見えてくる新しい病院のかたち。」より）

こうして、これまでにない病院に、との思いを乗せて、二〇一三年五月、「四国こどもとおとなの医療センター」が開院したのである。

よりよい環境へと変えていく

本当の始まりはここからだ。

一二〇〇名のスタッフが各エリアに配属され、毎日八〇〇〇人を超える患者が利用し始める。実際に運用を始めてみると、どんなに検討を重ねてつくったにもかかわらず、不具合が生じることもある。例えば、案内板が見にくい、誘導サインがわかりにくいなどの声が寄せられ、即座に対応するためにプリントアウトで間に合わせた貼り紙がどんどん貼られていく……などということはよくある。完成時の調和が崩れ、結果的に雑然としてしまい、利用者にとってもわかりにくくなってしまっている例には事欠かない。森さんは、「ホスピタルアートとは、そういった『調和がなくなること』を防ぐこと、すなわち一見なにもしていないようでも、調和の保たれた状態を保つこと自体が、活動の一翼を担っている」と言う。実はこのこと自体はホスピタルアート特有の行為というより、どんな施設や組織でもやろうと思えばできることだ。けれども、ふつうは通常業務が忙しいとか、サインをつくり替えるには余計なお金がかかるとかいう理由でやらない。クレームをもらうことも嬉しいことではない。でもここでは、そうしたクレームが生じるのも誰かの「痛み」であって、クレームを受けるのも受ける側の「痛み」だから、その「改善行動をアートとして行なう」と決めているところに突破口があるのである。

具体的に言えば、まず開院してすぐに寄せられたのが、「エレベーターの位置がわかりにくい」という来院者の声だった。そもそも建築段階のコンセプトで、突然の侵入者が入りにくいようにと意識して配慮された、わかりにくい位置だったのだ。

　そうした意図があることを前提としながらも、声が発せられたことに対して森さんは、「貼り紙をするなどといった対症療法的ではない解決方法はないか」という問いを立てた。そして、若手職員研修としてワークショップを行ない、アイデアを話し合った。そこで出てきたのが「機関車の線路がつながっていったらどうだろう」という提案だった。

　建築時の壁画とサイン計画の施工を担当したケントジャパンの協力を得て、機関車のイラストが壁に大きく描かれた。機関車の進行方向に向かっていけばエレベーターホールに自然に着く。初めて来院した時、印象的に目に焼き付いたのがこの機関車のサインだ。塩瀬さん曰く、「ホールに行こうとしてなくてもお知らせしてくれている！」。この機関車はその後、少しずつ増えていき、サインとしての機能だけでなく、ホール空間を楽しく彩るデザイン要素になっている。

　機関車のサインを発案したのが若手職員研修だったというのは、とても重要なことだと思う。中川先生が香川小児病院時代から目指していた、職員ひとりひとりが働いている環境に自覚的になれることはもとより、ひとつの問題にひとつの回答をあてはめるのではなく、オルタナティブ（主流な方法に代わる新しいもの）があるということを発見できるからだ。

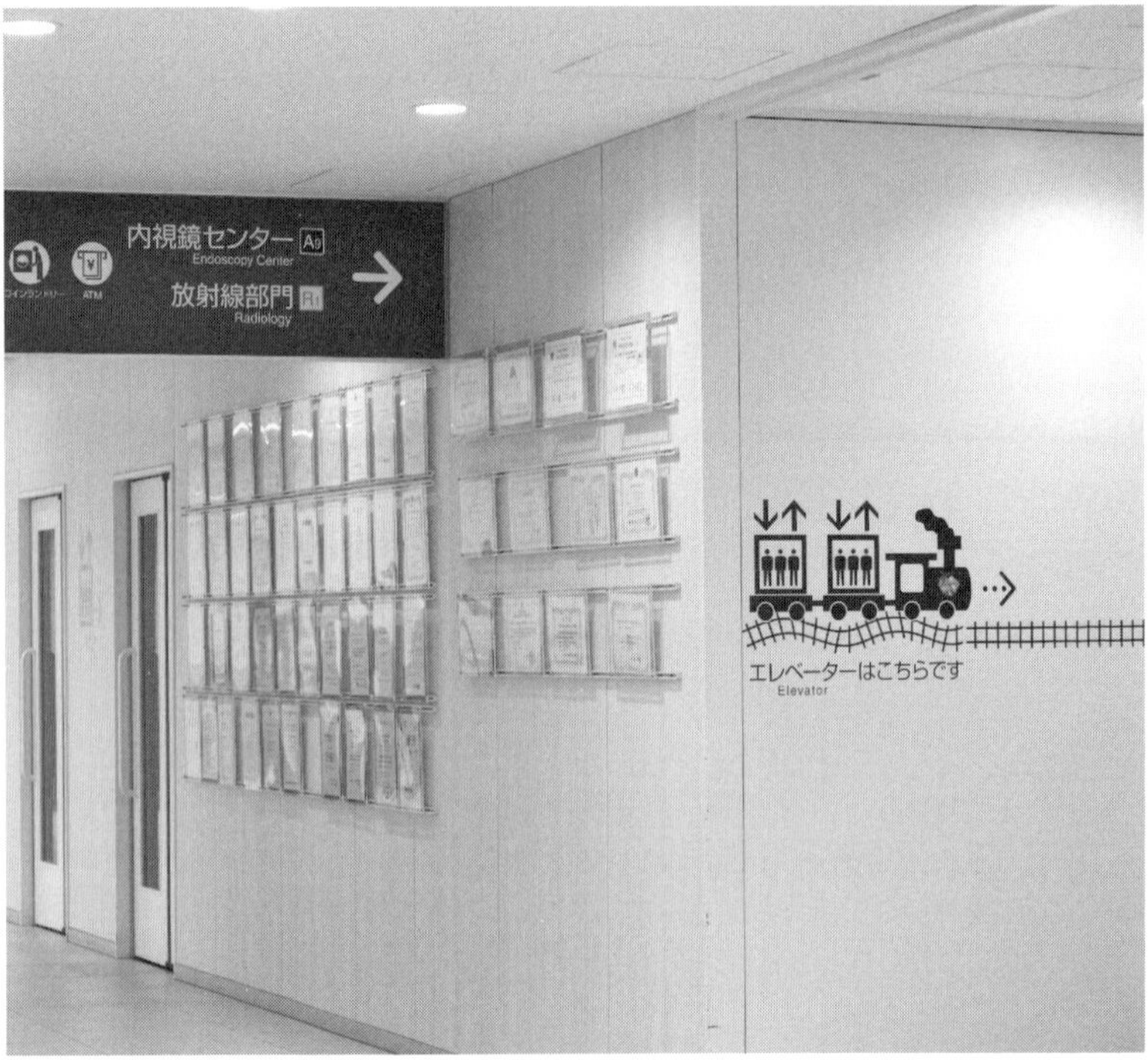

エレベーターまで案内してくれる機関車のサイン

「エントランス脇の芝生に人が入って芝生が荒れている。ハゲた芝生は見た目もよくない」という病院側の声も上がっていた。芝生に踏み込まないでほしいという病院側の要望はあるけれども、「だからといって『立ち入り禁止』という看板が、病気やつらさを抱えたこどもやおとなの目にいちばん最初に飛び込んでくるのはいかがなものか？」というのが問いかけである。

これも若手職員教育プログラムと位置付けられ、活発な意見交換が行なわれた結果、「『芝生にはこびとが住んでいるから入らないで』と言えば、こどもにもおとなにも印象が優しく、気をつけてくれるのではないか」という提案に行き着いた。そして、若手職員たち自らこびとの家を手づくりして設置したのである。

最初のうちは、突然出現した小さな家見たさにわざわざ芝生に入る人もいたという微笑ましい誤算があった。気持ちはわかる。でも入ってほしくない。では、どうするか。芝生の中に小径をつくって、芝生に入らなくてもこびとの家の近くまで行けるようにしたのである。いまではこびとの家の周りの芝生は青々と茂っている。こびとは芝生の真ん中の家の中で寝ているから、そっとしておいてね——芝生はそういう物語の風景に転換されたのだ。

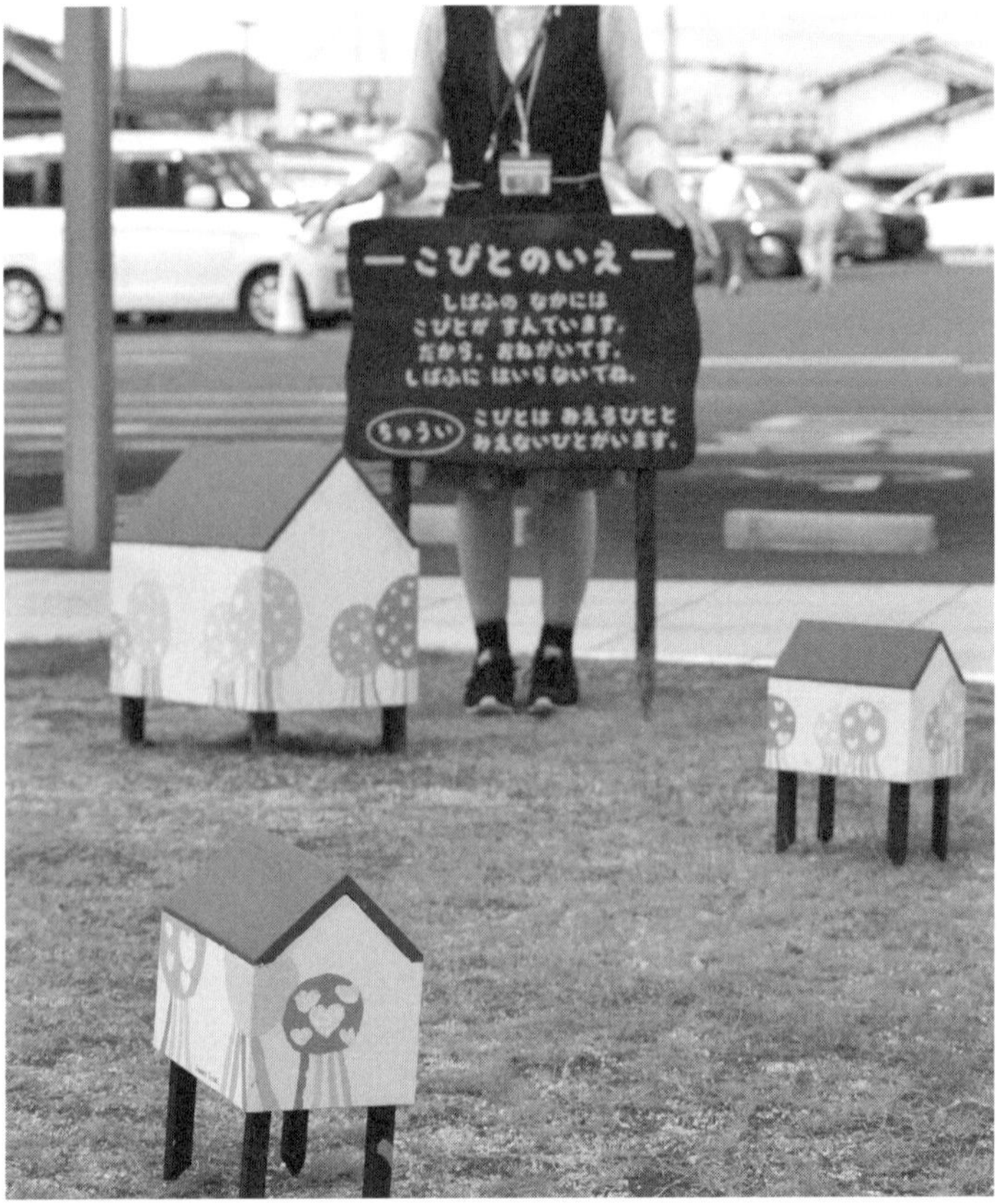
—こびとのいえ—
しばふの なかには
こびとが すんでいます。
だから、おねがいです。
しばふに はいらないでね。
ちゅうい
こびとは みえるひとと
みえないひとがいます。

芝生の中のこびとの家

ホスピタルアートディレクターの仕事

ホスピタルアートディレクターのもとには、部署長を通じてさまざまな問題提起や要望があがってくる。通常であれば、委員会などを設置してこうした意見を吸い上げていこうとすることが多いかもしれない。しかし、中川先生はそれを避けた。なぜならば、「できるだけ臨床現場の意見を尊重し、スピーディに対応したい」という意向と、「多数決で決めるのではなく、コンセプトに基づき全体の調和を考えた上で、対話をベースに決定していく専門職が『ホスピタルアートディレクター』である」と明確に位置づけたからだ。

病院では月一回、院内の壁面や掲示物のチェックが行なわれていて、企画課や管理課が対応する従来の解決策ではしっくりこない場合は、すぐにホスピタルアートディレクターに連絡が入るようになっているのだという。ホスピタルアートディレクターはすぐに改善に取り掛かる。病院のみならず、多くの施設では、建設に関わった幹部が二、三年で異動することが多いので、建設当初のコンセプトが保持されにくい。しかし森さんは建設段階から関わり、しかも常駐のディレクターなので、当時の現場のスタッフとの話し合いから決定までの経緯を踏まえつつ、改善することが可能だということは大きい。来院者向けだけでなく、医療者どうしが勤務体制や連絡事項を確認するためのホワイトボードの制作やカード入れなどの医療安全に関わるものまで幅広く改善にあたる。

やはり院内サインに関わる事例だが、企業とのコラボレーションで実施されたものもある。成人外来で、放射線科の「L1」「R1」といったアルファベット表示で混乱するお年寄りがいる、という声が現場からあがってきた。L1には「お花」、R1には「葉っぱ」のシートを貼った。これは、富士フイルムとの実験的な取り組みである。この結果、単純にわかりやすくなったというより、「お年寄りには『葉っぱのほうに』とか『お花のほうに』と言うようにしよう」というような、看護師さんたちの前向きなコミュニケーションを生み出したという。説明する手間をはぶくためにサインが存在するのではなく、逆にサインが人と人のコミュニケーションを生むきっかけとなっているところに着目したい。

また屋上庭園の入り口に置かれた日傘は、重症心身障害児者病棟の入所者さんたちが描いた空の絵を布にプリントして傘にしてもらったものだ。始まりは、屋上のきつい日差しを避けるために四阿《あずまや》をつくってほしいという要望である。ただ、建築基準法上の問題や管理の煩雑さなどから逡巡していたところ、「日傘でもおきます?」とある事務ス

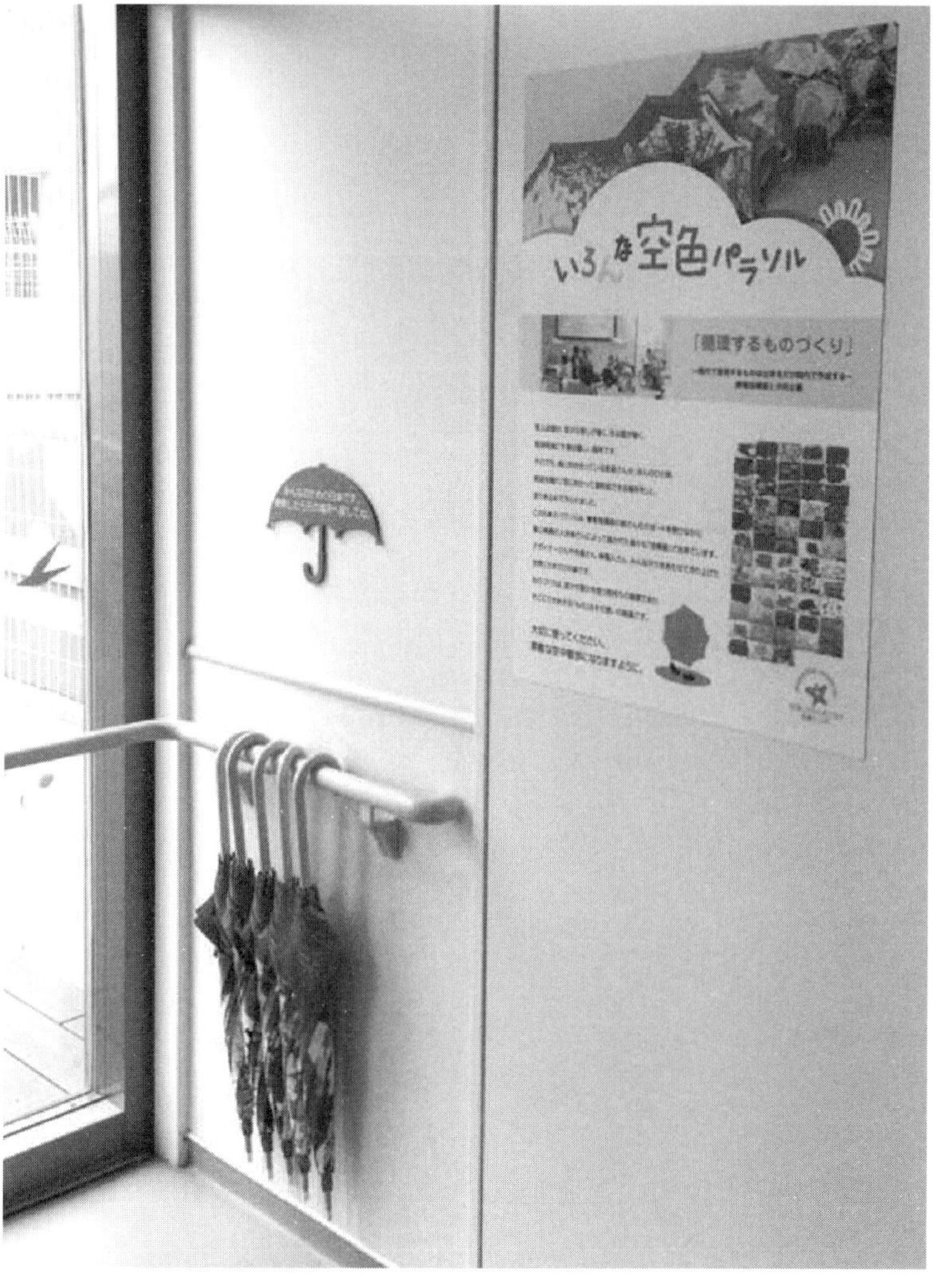

屋上の入り口に置かれた空色パラソル

タッフが言ったことから、療育指導室の協力のもと、青空から夕焼けまでの五本の「空色パラソル」が出来上がった。リハビリに出る人が使ったり、付き添いの人が患者さんに傘をさしかけたり、相合い傘で散歩していたり……四阿を設置するよりもずっと繊細なコミュニケーションを生んでいる。入所者さんの作品が備品として使われるということは、入所者さんの喜びややりがいにもつながる。

中川先生は香川小児病院で次々と実施した改革案の結果から、環境が人の気持ちを変えることに気づいていたし、スタッフが環境を変えることに参加することの大事さにも気づいていた。クスノキの壁画プロジェクト「パッチワークの木と青い鳥たち」では、アートの持つ表現の力が環境改善にも職員の自覚にもつながると見たのだと思う。中川先生はホスピタルアートを導入しようとしたのではなく、ただただ「よりよい環境に改善していくこと」を目指していた。しかし、直感的に森さんのアートの手法が目指すところに行くための最適なやり方であることがわかったのだと思う。ホスピタルアートは必然的にホリスティック（全体的なつながりを重視した）な視点で病院というコミュニティを紡ぎ、包み込むものとなり、これもまた必然的にホスピタルアートディレクターの仕事は従来型の業務範囲を横断していくものとなっている。

第2章

巻き込みつつ巻き込まれる

思いが循環する仕組み

四国こどもとおとなの医療センターを訪れた人は誰しも、廊下の壁にうがたれた小さな窪み（ニッチ）に顔をほころばせるはずだ。このニッチの存在は、ひときわこの病院を特別なものにしていると言えるが、多様性、参加、コミュニティ、社会的包摂などを考える時、とても大切なことを教えてくれる。

病院内には、成人病棟も含めて一九ヶ所、計五七個のニッチがある。三つひと組になっていて、右側のニッチには毎週花が飾られ、左側のニッチには毎月季節を感じさせる手づくりのアート作品が飾られる。真ん中のニッチには扉がついていて、扉をあけると小さなギフトが入っている。ギフトは折り紙だったり小さな本だったり絵葉書だったり、手芸作品だったりメッセージカードだったりで、すべてボランティアによってつくられたものだ。おとなでもこどもでも誰でもそれを持ち帰っていい。開けたらなにもない時もある。でも、扉を開けてみようと思うだけでワクワクする。

この取り組みに共感したボランティアメンバーは二〇二二年一月現在、二〇〇名を超

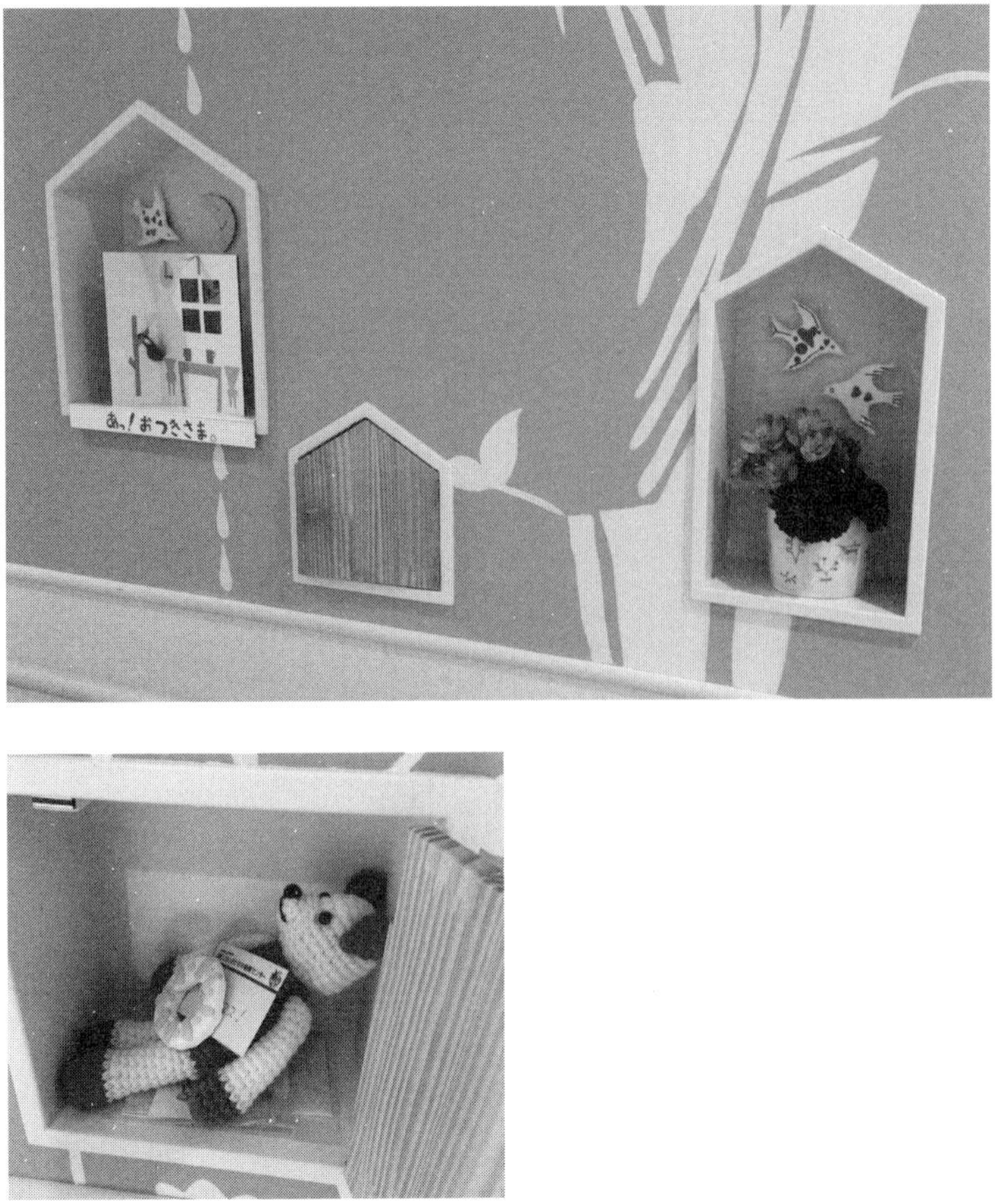

病院内にあるニッチと扉の中のギフト

える。地元の中学生ボランティア、社会福祉協議会の方々、地域住民の方々が主に活動しているが、ギフトにしてほしい、と全国からも送られてくるのだそうだ。

「ニッチは、患者と医療者、ボランティアスタッフをつなぐメールボックスのような役割を果たしています」と森さんは言う。

ニッチは森さんがこの病院でぜひとも実現したいと考えていたものだ。原点は、香川小児病院で行なっていた「花と椅子の時間」のプロジェクトでつくった扉のある椅子である。その経緯を森さんがエッセイで書いている。少し長いが、森さんが持つ感性、その背景がわかるので全編紹介したい。

＊＊＊

マスクを外した彩ちゃんを見たのはそれが初めてだった。遺影の彩ちゃんは笑っていた。白い肌と、黒目がちで透き通るような瞳が印象的な女の子だった。写真の笑顔は、私がマスクの隙間から想像していた彩ちゃんよりずっと無防備であどけなく、胸が痛んだ。お母さんがやってきて、「毎週、ボランティア室に通うことが彩の生きがいでした。最後までミサンガを編んでいました。ありがとうございました」と、話しかけてくれた。やっと聞き取れるくらいのその小さな声は、さっき遺族代表挨拶をした強くて張りのあ

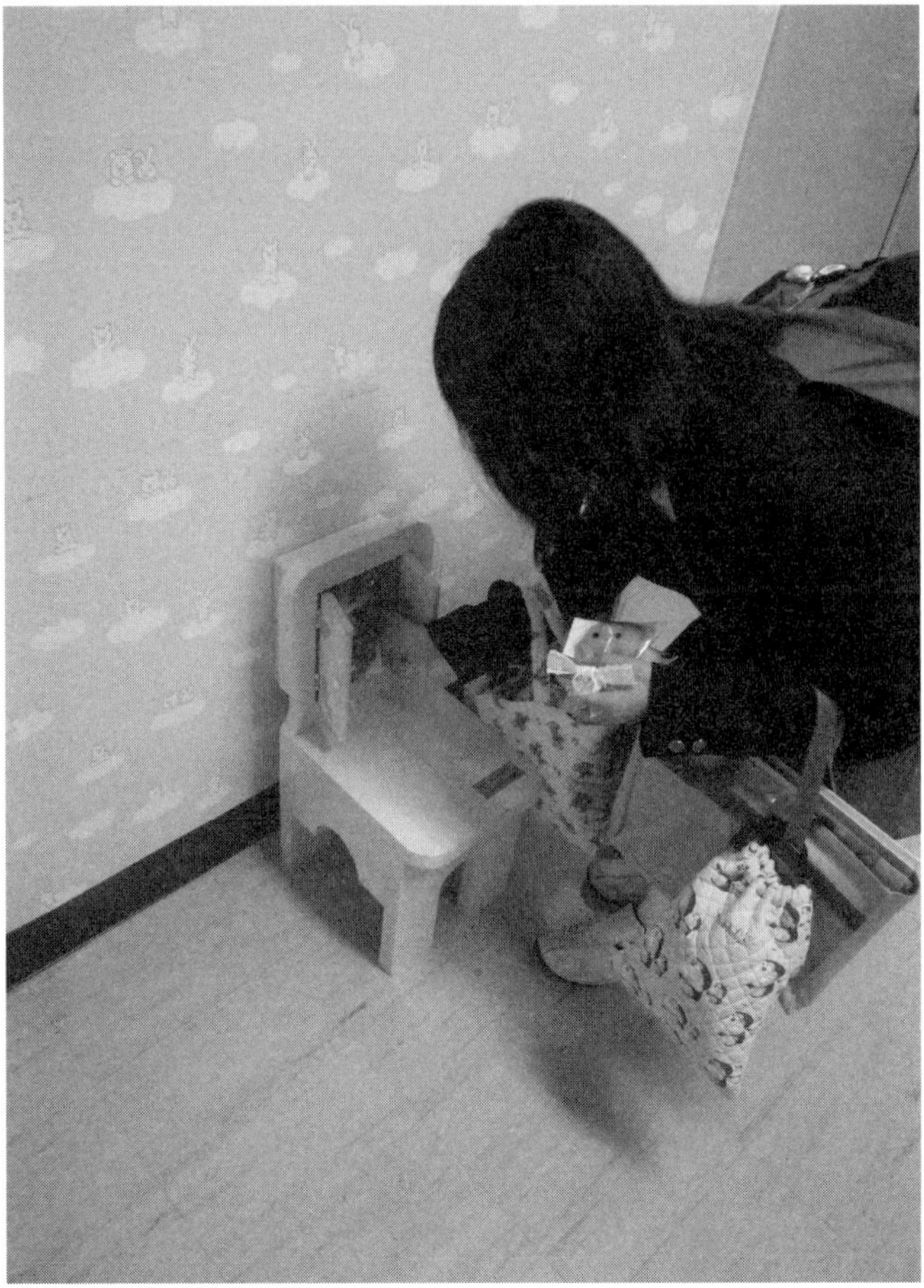

香川小児病院アートプロジェクト「花と椅子の時間」の扉のある椅子

るお父さんの声とあまりに対照的で、彩ちゃんとの最後の、コントラストの強い思い出として私の胸に刻まれた。

立派な祭壇の横に小さな机が用意され、そこに色とりどりのミサンガが、折り重なって展示されていた。私は丁寧に編まれた数百本の細いミサンガに、最後まで自分の居場所を探して生きようとしていた彩ちゃんの変わらない意思を確認した。「ちゃんと続けていくから。見守ってね」と遺影の彩ちゃんと自分に約束した。泣かなかった。というより泣けなかった。彩ちゃんのことで涙をこぼすのは今ではない気がした。

車の中から絵里ちゃんに電話した。絵里ちゃんは「ああ、彩ちゃん。でも、彼女、やっと楽になれましたね」とため息をついた。

絵里ちゃんと彩ちゃんに出会ったのは今から一〇年前、香川小児病院で最初の壁画を描いた時だ。当時二人は児童思春期病棟の入院患者だった。私は同じNPOに所属する画家のマスダヒサコさんやボランティアさんと、時には地元のデザイン科の学生さんたちと病棟を訪れ、その度に少しずつクスノキの壁画を描いていた。下絵をいくつものパーツに分けて塗り絵のようにして、小さなパーツを塗りつぶしてゆく。そうしていつの間にか壁画が完成するように準備した。クスノキは弘法大師空海の生誕の地、地元善通寺市の木で、総本山善通寺にある樹齢一二〇〇年を超える大木がモチーフになっている。

時代がどんなに変わってもいつも変わらない眼差しをこの病棟の子どもたちに届けたいと思って選んだ。そして、病棟の外にある四季の移り変わりを感じて欲しくて、春には葉を、夏には花を、秋には実を描き、クスノキの成長に合わせてあえて時間をかけて完成させることにしていた。毎回、卓球台にブルーシートを敷いて塗料を並べた。白と灰色の無機質な病棟に色とりどりの塗料の入った缶を並べるだけでも、随分と病棟の空気が変わるものだと思った。それぞれが小さな厚紙に自分の葉っぱの形を描き、切り抜く。その型紙を持って、様々なグリーンで塗りつぶされたベースの上に自分だけの葉っぱをステンシルの手法で増やしてゆく。自分が描いた葉っぱの上に、誰かが葉っぱを重ねることもある。誰かの描いた葉っぱの上に自分の葉っぱを重ねたいと思うこともある。そんな何が起こるかわからない手法で壁画は徐々に完成してゆく。細部まで原画に忠実であることが大切なのではなく、かといってなんでも自由に描けばいいのでもない。画家であるマスダさんの監修によっておおらかに設定された枠の中で、自由に描く。予定調和ではないその描き方を選んだのは、この場所にいる子どもたちに、自分という葉っぱの一枚が全体に関わることで壁画が確実に変化してゆくこと。その葉っぱがたとえどんなに小さくても全体に間違いなく影響しているということを体験して欲しかったからだ。と、同時に自分という葉っぱの一枚は全体にとってはただの部分でしかないという事実も受け止めて欲しかった。そのかけがえのなさと、ちっぽけさを、一枚の葉っぱになってありのままに味わって欲しいと思った。自分という人間のかけがえのなさとちっぽけさ、心の苦しみや痛みはそのバランスがどちらかに過剰に傾いた時に生まれるように思う。

ある日、塗料を並べた卓球台の上に、一枚の画用紙が置かれていた。黒い墨で「死、叶わなかった夢、血、傷、裏切り、刃物」など思わずハッとしてしまうほど痛々しい言葉が並んでいた。でも、その筆跡は美しく、そこに激しさはなかった。そんなことが何度か続いて、それがいつもショッキングピンクと黒の洋服を身にまとった絵里ちゃんからのメッセージだと気づいた。

「字が綺麗だね」。はじめにそんな言葉をかけたと思う。絵里ちゃんは習字が得意なこと、絵を描いたり、裁縫をしたり本を読むことが好きなこと、自分がこれまでに四回心臓の手術をしてきたこと、ショッキングピンクと黒の服しか着ないこと、自分についてのあれこれを話してくれた。私は何から何まで初めて聞くことばかりだったので、とにかく全部そのまま飲み込んで、その後で私に唯一できる新しい提案をした。「壁画、一緒に描く?」。彼女は大きく頷いた。それから彼女は毎回壁画制作に参加してくれた。

その様子を見て、看護師さんが他の患者さんにも声をかけて連れてきてくれるようになった。絵里ちゃんと同じように卓球台の上に自分のお気に入りの漫画を積み上げてアプローチしてきた子もいた。私はその時も同じように「この漫画が好き?」と質問して、返ってきたこたえは丸ごと全部飲み込んだ。そして私に唯一できる新しい提案をした。

「壁画、一緒に描く?」

数ヶ月が経ち、病棟で壁画を描くことがイベントから日常になった頃、多い時では病棟で総勢二〇名もの人が筆を持って真剣に壁に向き合っている、という不思議で少し愉快な光景を見ることもできた。病棟に笑い声が響くことも多くなった。でも、彩ちゃんは相変わらず壁画制作には参加しなかった。食堂の隅で静かにミサンガを編んでいた。私は彩ちゃんに声をかけなかった。彩ちゃんはいつも何かを一生懸命頑張っていたし、全身から「私にはするべきことがある」という気配を漂わせていたから。

当時、壁画のプロジェクトと並行して進めていたもう一つのプロジェクトがある。「写真で話す」そのワークショップは、この病棟の子どもたちが「今」何を見ているのか知りたくて、私から院長にお願いして始めたものだ。患者さんに一日、デジタルカメラを渡して、身の回りの「何となく」気になったシーンを撮影してきてもらう。その写真を素材にして私が勝手にコラージュして作品にする。当時写真家として仕事をしていた私と患者の子どもたちが、出会っていきなり役割分担して共同制作をする、という企画だ。私は「写真」を通じてかつて自分に起こった変化が、この病棟の子どもたちにも起こらないかな、と淡い期待を込めてこのワークショップを提案した。それは「写真に救われた」という私の経験にもとづいている。

作品が完成すると、その作品を前に撮影した子と私、二人で話をする。たいていは勝手にコラージュされた写真が「自分の作品」だと言われてまず驚く。でも、確かにコラージュを構成している写真は自分が撮影したものだと徐々に気づいて納得する。自分でシャッターを切ったアングルを案外人は正確に記憶している。そして、写っているのはその子にとって「今、何となく」気になることばかり。「何となく」それは普段は価値のないものとして処理されたり、切り捨てられることも多い。でも、目の前に自分の「何となく」に興味を持ってくれる誰かがいたらどうだろう。その小さな「何となく」に正面からスポットを当ててみる。写真にして眺めてみる。「なんでこのシーンを切り取ったのだろう」と、目の前にいるだれかに伝えようとして、子どもたちは写真を撮った「自分」と対話し始める。「なんでここでシャッターを切ったの?」なぜだか自分に興味を持っている見ず知らずの私からの質問に応えるために。

心の中にあまりに多くの相反する感情や消化しきれていない思い、痛みがある時、言葉ではその状況をうまく表現できなくなってしまう。理屈から溢れた感情が複雑に絡み合っている時、言葉にすれば助けが呼べると頭ではわかっていても、どこから手をつければいいのか、そもそも痛みを言葉にするまでのプロセスが面倒になって黙ってしまう。そのうち誰もわかってくれるはずない、と諦めてしまう。やがて処理しきれない感情や痛みは身体中を堂々巡りして、次第に澱のように身体の底に溜まり、いつの間にか固まってしまう。そうすると重くてもう一歩も前に進めないような気持ちになる。世界に自分一人が取り残されているような気持ちにさえなる。

二〇年前の私は夫を突然亡くし、幼い二人の子どもを抱えて暗闇の中で立ち尽くしていた。満ち足りていた時間の記憶や、未来の計画はもはや心を突き刺す刃でしかなかった。この痛みをわかってくれる人なんてどこにもいない、と思っていた。夫のいない未来から逃げ出してしまいたい欲求、二人の娘のために生きなければ、と立ち上がろうとする意思。一秒ごとに入れ替わるコントロールできない様々な感情は、どれもが切り離せない真実であるがゆえに痛みとなって常に付きまとい、心は今にも引き裂かれそうだった。そんな私に、一筋の光をくれたのがカメラだった。涙が溢れるたびに、夫の遺したカメラでシャッターをきる。涙が流れる理由は一つではない。ただ、何かを見て涙が流れるという事実がある。シャッターをきると唯一無二の自分の「今」が記録される。そのありのままの「今」、いいことも悪いことも様々なことを感じている、揺れ動く自分を確かめること、「矛盾を抱えてそれでも生きている」自分の感情を受け止めてもらうには「カメラ」はとても有効な媒体だった。「カメラ」は言葉にできない感情を、矛盾したまま、生のまま、処理しきれないまま受け止めてくれるから。ただ、シャッターをきるだけでそしてそこには必ず唯一無二の自分が表現されている。それが「写真」というかたちになる。撮った写真をプリントして見るだけ、それだけでも誰かが自分を見ていてくれるような気持ちになる。自分も気づかなかった気持ちに気づくこともある。カメラはその断片的で未熟で雑多な、未解決の、社会的にはなんの価値もない、けれど自分にとってはかけがえのない「今」の感情に「写真」という小さな居場所を与えてくれ、「それでいい」と受け止めてくれるのだ。それは私が体験した「記録」の意味を超えた写真の力だった。そしてもっとうまくいけば、言葉を介さないでも、時空を超えてその写真を見た人に自分が切実に感じている小さなことが伝わることもある。誰かの表現の中に自分と同じ感覚を見つけてホッとしたり、見た人が自分も気づかなかった光を見つけてくれることもある。事実、私はそのプロセスを日々繰り返す中で、徐々に自分の心の中の痛みが軽減したことを感じていた。

ゴッホは部屋の壁に聖書の一節を貼っていたと言われている。「哀しみにくれながら、しかも常に喜びに溢れて」。その言葉は多分、矛盾しない。生前一六〇〇枚の絵を描きながらたった一枚の絵しか売れなかったゴッホの創作を支えたのは、この一見矛盾しているかのように見える二つの感情を受け止めてくれる変わらない神の眼差しではなかっただろうか。それは今をありのままに肯定する、「命」として今「在る」という絶対的な生の肯定ではなかったか。そして、そのゴッホの生き方の足跡として残された絵画はゴッホという一人の人と出会う扉となり、そこに塗り込められたエネルギーは今も生きたまま、多くの人々を励まし続けている。私は、空に向かって燃え上がる糸杉や太陽から放射される波動の向こうに、孤独なゴッホの痛みや神様とともに生きるゴッホの喜びを感じ励まされた。そしてその時、私は確かにゴッホを他の誰よりも身近に感じたのだ。芸術作品を通じて行なわれる目に見えない交流は明日を生きるエネルギーになる。写真をはじめとするアートや文学のフィールドは太古の昔から現代まで、いつも「作品」という多様な扉を用意して、背後に豊かな物語とまだ見えないエネルギーを包摂しながら静かに開かれる時を待っていてくれる。「みんな、それを乗り越えて生きてきたんだよ」という私秘的なメッセージを伝えるために。

　私はかつて自分が救われたその写真（アート）が持つ不思議な力、セルフカウンセリングの力と、時空を超えて行なわれるエネルギー交流、コミュニケーションの手法を、この場所にいる子どもたちに試してもらいたいと思った。そこで表現された子どもたちの写真が、目の前の現実の世界に新しいコミュニケーションの扉を開いてくれ、自らエネルギーを循環させてくれることを願った。院長に趣旨を説明すると、少し、驚いたような表情をした後、カメラや写真のことは私にはよくわからないけれど、治療行為ではなくアート体験ということで本人の合意が得られたら実施してもいい、と許可してくれた。院長先生はいつもご自身が理解できないこと、まだ効果が証明されていないことに対しても、可能性もしくは尊重という名の小さな余白を用意してくれる。多分それは医療にはできない何かの役割をアートがはたすのではないか、という先生自身のかすかな期待や興味でもあったと思う。同時にかつて脳外科の新しい治療法を探して研究者の道を歩んでいた先生ならではの挑戦だったのかもしれない。そしてそれは常に私にとって希望そのものだった。

絵里ちゃんは、数百枚の写真を撮ってきてくれた。それは卓球台の上におかれたメッセージとよく似ていた。ステンレス製の空っぽの浴槽。蛇口から排水口に向かって流れ落ちる水。木の幹に開いた穴。自分の細い指と大きなドクロの指輪。ショッキングピンクのロータリーのツツジ。手術室の入り口のアンパンマン。今でもはっきりと思い出せるそのいくつかの写真の前で、彼女と私はたくさんの話をした。その写真の向こうにあるお母さんへの複雑な思いや大好きな先生への憧れや感謝の気持ちも。写真は間違いなくコミュニケーションの新しい扉を開いてくれた。「ところでなんで壁画を描きに来るの？」彼女の最後の質問に私はできるだけ自分の心に正直に答えた。「絵里ちゃんが少しでも明るい気持ちになってくれたらいいな、と思って。でも、本当は……多分、自分を助けるため」。絵里ちゃんは黙って頷いてくれた。そして、「私も一緒に誰かの力になりたい。それで自分も助けたい」と言った。並んで壁画を描く私たちはもう「他人」ではなくなっていた。

そんなある日、絵里ちゃんが両手にいっぱいの小さなぬいぐるみたちを持ってやってきた。自分で作ったのだという。「この子たちをこれから手術を受ける子どもたちにプレゼントしたい」と。聞けば、手術を受ける時には毎回、看護師さんがアンパンマンのストレッチャーで迎えにきてくれる。そしてアンパンマンのぬいぐるみを枕元においてくれる。それが本当に嬉しかった。でも、手術が終わったらそのアンパンマンは次の誰かのところに行ってしまう。だからこのぬいぐるみは手術が終わってもずっとそばに居てくれるアンパンマンの代役として子どもたちに渡して欲しい、と。私はすぐに手術室の看護師さんに連絡を取り、事情を伝えてぬいぐるみを託した。看護師さんはとても喜んでくれ、必ず渡します、と約束してくださった。看護師さんが喜んでくれたことを絵里ちゃんに伝えると、満足そうに「また、作ります。できる範囲で」と照れ臭そうに言った。それから毎週のように絵里ちゃんはぬいぐるみを作って持ってきてくれた。

ある日私は絵里ちゃんに提案した。「自分で看護師さんに手渡してみたら？　とっても喜んでくれてるよ。どんな子が作ってくれてるのか知りたいって。」すると絵里ちゃんは即座に首を横に振った。「誰が作ったかわからない方がいい。」あまりに強い口調だったので、理由を尋ねると絵里ちゃんは少しずつ自分の気持ちを話し始めた。「ずっと病院でいるとね、毎日、誰かにしてもらうことばっかりで……それはありがたいことなんだけど、だんだん自分が何もできない無力で不要な人間のように思えてくる。勝手なことかもしれないけど、もう、お礼を言うのにも疲れる。こうして自分にもできることがあるのはすごく嬉しいこと。だから自分のためにやってるんだと思う。でもね。ほら、ぬいぐるみを作ってるのが誰だかわかってしまうと看護師さんは私を見かけるたびにお礼を言わなきゃならないでしょう。そういうの嫌だから。それに、期待されるとこっちも期待に応えなきゃならなくなるから重くなっちゃう。なんだか考えることが多くなって気持ちが絡まってしまう。」真摯で真面目な絵里ちゃんの言葉は細く、弱く、ときどき迷いながら、でも私の心の深いところまでスルスルと降りてきて私としっかりつながった。

家に帰って書きかけの企画書を仕上げた。「花と椅子のある時間」。病院のところどころに小さな椅子を設置して、そこに花を飾る。ホテルのロビーに飾ってあるような大きなアレンジではなくて、野の花を見つけたときのような感動を患者さんに届けられるように。花台ではなく小さな椅子にしたのは「少し休んで」というメッセージを伝えたかったから。この企画は院長と看護部長さんからの「殺風景になりがちな院内にお花を飾りたい」という要望を形にしたものだった。この日、この椅子に、急きょ扉をつけた。この扉の中に絵里ちゃんが作ったぬいぐるみを忍ばせておくために。ぬいぐるみにメッセージをつけておけば、見つけた人なら誰でも持って帰れるし、作る絵里ちゃんの匿名性も守られるし、自分のペースで作れるからプレッシャーも感じなくていい。私は院長と看護部長さんに企画書を説明する前に絵里ちゃんに相談した。絵里ちゃんは「これならいいですね。一緒にやろう」と笑ってくれた。院長も看護部長さんも静かに耳を傾けてくださり、笑顔で企画を通してくださった。

「あの子にも声をかけてあげて。ミサンガ、プレゼントしたいって。」絵里ちゃんが彩ちゃんのところに私を連れて行ってくれたのは、それからしばらくしてからだった。彩ちゃんは食堂の机の上に山積みにしたミサンガの前で待っていてくれた。相変わらず大きなマスクをして。「これ。全部、いいの？」と私が聞くと「はい。全部。どうぞ。もっと作りますから」と小さな、でもはっきりとした声で応えてくれた。その日から私たちは院内にある小さな椅子の小さな扉に、こっそりプレゼントを忍ばせる秘密のチームになった。自分にできることで。できる範囲で。それぞれが役割を持って。

彩ちゃんがミサンガに添えて贈るメッセージカードにはいつも「見つけてくれてありがとう」と書いてあった。私は質問した。「なんでプレゼントあげるのにありがとうって書くの？」すると彼女は「私が好きで作ったものが誰かの喜びになるとそれは私にとって嬉しいことだから。誰も見ていないところで誰かが持って帰ってくれるってことは、本当にそれを気に入ったってことで、プレゼントがなくなることが私への返事だから」と言った。私はその時、誰かに見つけて欲しかったのは彩ちゃん自身なんだと気づいた。

それから毎週彩ちゃんは精力的にミサンガを作ってボランティア室に届けてくれた。でも、体は日増しに瘦せて小さくなっていくような気がした。無口だった彩ちゃんは徐々に自分のことを話してくれるようになっていた。家族のことや通っている大学で福祉を専攻していること、お粥以外は野菜も肉もお菓子も食べたくないこと。バスケットをしていたこと。自分についてのあれこれを話してくれるようになった。気になるのは「絶対……ありません」という表現が多いことだった。私は気になっていたことを質問してみた。「彩ちゃんは魂があると思う？」「それは絶対に無いです。」即答だった。「ないと思うの？」「いいえ、思うんじゃなくてないんです。」「でもそれはまだ誰も証明できないことだよね。」「でも、ないものは無いんです。」私はその日、それ以上聞かなかった。また改めて話せる時間があると思っていた。「森さんはいつも変なこと聞くんですね。」帰りがけにマスクの向こうでクスクス笑う彩ちゃんの声が今も耳に残っている。「また来週。」鉄製の扉を開ける時、勢いをつけないと開かないほど、彩ちゃんの体重は軽くなっていた。

それから数日して彩ちゃんの携帯から電話がかかってきて、取ると男性の声がした。「彩の父です。彩は今朝亡くなりました。森さんにはお世話になりました。」この時も涙は出なかった。もう少し時間が欲しかったな、とぼんやりと思った。彩ちゃんがもう頑張らなくてすみますように。魂がちゃんとあって、世界を自由に飛び回ってくれますように。他にもいろんな楽しいものがあることに気づいてくれますように、と祈った。

ある日、食堂に現れた絵里ちゃんはいつもの黒いパーカー姿ではなく、抱えたぬいぐるみと同じ薄い桜色のカーディガンを着ていた。頬に赤みが差していつもより元気そうだった。ショッキングピンクのバッグも持たなくなった。彼女と知り合って一〇年、今ではパステルカラーの洋服に身を包み、髪をショートカットにしてデイサービスに通いながら、高齢者のお宅に食事を作りに出向くアルバイトも始めた。ここのところプレゼントを作って持ってきてくれる回数はめっきり減った。彼女はもう、ぬいぐるみを作らなくても日常の中に自分を必要としてくれる場所があることを知ったのだ。

新病院建設に関して、アートを全面的に導入したいという話があった時、真っ先にこの小さな扉を作りたいと思った。二人と始めた取り組みを続けたいと思った。

この病院で起こる奇跡のほとんどにはその前段階で大切な熟成期間がある。私たちは期待を胸に軽くノックする、そして何もなかったかのような時間を過ごす。「期待して待つ」ことの大切さを私はこのプロジェクトから学んだ。何も起こっていないように見えても、それは確実に成長している。そして、それが動き始めた時、そのサインを見逃さないことが何より大切なのだ。

新しい病院には一九ヶ所、壁に小さな扉がついている。これは彩ちゃんと絵里ちゃんがくれたギフトだ。今はそのプレゼントを作るボランティア仲間が全国に二〇〇名以上いる。開院後九年目の現在もこの活動は続いている。プレゼントは入っている時もあるし、無い時もある。ときどき廊下から「あったー！」という喜びの悲鳴が聞こえてくる。認知症の老人が毎日開いて小さなプレゼントをコレクションにしてくれることもある。全盲の女の子が小さなギフトを日記のように大切に集めてくれることもある。

ある日、看護師長さんが嬉しそうにやってきて話をしてくれた。「昨日、ボランティア室の前におじいちゃんがいてね。『どうしましたか？』って声をかけたらね。今日妻が退院するのですが、ボランティアさんにひと言お礼が言いたいっていうのね。部屋に森さんがいなかったから私が担当者に伝えますよって言ったら、おじいさんが『実は妻が大腸がんになってストーマ（人工肛門）の手術を受けたのです。せっかく命が助かったのに、自分の体に起こった変化が受け入れられなくて毎日泣いていたんです。ストーマの練習もしたくないと。でも、ある日、廊下を歩いていたらあの小さな扉を見つけて、何気なく開いたら中に入っている小さな折り紙とメッセージを見つけたのです。そして、そのメッセージを読んで妻が泣き出して、その日からストーマの練習を始めて。今日、退院できることになりました。』って！　すごいね。こういうの嬉しいね。」看護師長さんは笑顔で手を振って病棟に向かって行った。その颯爽とした後ろ姿に私は心から感謝した。そして、ボランティア室に帰って絵里ちゃんに電話で報告した。そして二人でひとしきり喜んだ。電話を切った後、ソファーに深く腰掛けて満ち足りた気持ちで天を仰いだ。「彩ちゃんよかったね」と声に出した途端、堰を切ったように涙が溢れて仕方なかった。

（『扉を開ければ見えてくる新しい病院のかたち』より）

＊＊＊

虹色ボランティア

彩ちゃんや絵里ちゃんのように、匿名で病院に関わるのが「虹色ボランティア」、「giving」することで人を支え、そのことで支えられている人たちである。ニッチのギフトをつくるボランティアさんが全国に二〇〇人にも広がっているというのは驚きだが、ニッチだけでなく、絵画の掛け替えサービスや屋上庭園の手入れ、読み聞かせ、遊び相手などさまざまな場面で、自分ができることで手伝ってくれる。

「虹色ボランティア」という名前は、新病院がまだ建設中の頃、当時事務部長だった宮本さんがアドバイスしてくれた「その人が得意なことをやってもらわないとね。苦手なことはできないだろう」というひと言から森さんがつけた。宮本さんは、「森さんから『ボランティアさんをどう募集するか、どう集まってもらうか』と相談を受けた時、ボランティアって『誰でもいいから来てください』ではないと思ったんですね。『うちではこういうボランティアさんを募集しています』というのを色分けして、『緑グループの人はこういうボランティアさん……』とかにしたらどうかな、なんて森さんと話したのを覚えています」と言う。それがそのまま生きている。

病院内のボランティアさんの拠点は、病院の隅にある小さな「ボランティア室」だ。そこには色とりどりの鉛筆やら絵の具やら紙やら布やらが整頓されていて、いつでも好きな時に来て制作したりすることができる。ソファがあってお茶が飲める、ウェルカムな雰囲気の場所である。

実を言えば、ここがホスピタルアートディレクターの執務室でもある。とはいえ、森さんはあちこち飛び回っているので、森さんが「お願いね！」と言うと、「はいよ！」と作業を進めてくれる常連の方々もいる。

上田仁子さんはそういう常連さんのひとりだ。上田さんがボランティアになったのは、開院直後のことだったという。

「二〇〇五年に倒れて、布団から出られなくなりました。仕事をしていたので訓練して復帰したんですけど、やっぱり無理で退職して、入院もして……そこでなにもすることがないので、お菓子の箱に布を貼ったんです。価値がないと思われている箱でも、こうしたらまた喜んでもらえたり、人にあげると『かわいい！』って言ってもらえることが、なにか自分を褒めてもらえるみたいで、箱づくりに没頭したんです。なんとか『これをつくったから今日は生きていた』という感じでここまでずっと生きてきました。

私は善通寺市の住民なので、毎月、市の広報が来るんですけど、この病院をつくっているというニュースのコラムに、小さな扉を開けると中にプレゼントが入っていて、誰でもとっていい、という不思議な箱を設置するんだというお知らせが載っていて、その仲間を募集していると書いてあったんです。それで電話したんですね。そうしたら森さんという人が『始まったらお知らせしますね』って。

それまでもボランティア募集に『こんな私でも使ってもらえませんか』っていくつか巡ったことはありました。けれども、私はお昼くらいまで脳のまとまりがつかないので『一二時まで寝て、昼から一時間くらい活動できます』と言うと、『また機会があれば』って言われてボランティアの声もかからなかったんです。

しばらくして森さんから、『募集がはじまりました』って電話があって面接に行ったら、森さんと庶務班長さんがいらして、『こういう人こそ必要なんですよね』って言ってくださった。もう、びっくりしました。ダメ元だと思って来たんだけど、自分がやりたいと思った初めてのところで、自分を受け入れてくれた初めてのところ。だからもう、『なんでもする！』って思いました。

ここでは『こんな歳になっても友達、できるんや』と思いました。嘘偽りなく、なんでも喋れて、いかんことはいかんと言えるし、素敵な友達と巡り合って嬉しかったですよね。なんか、同じことを目指しているのが、同志みたいだと思ってて……」。

上田さんの隣ではにかみつつうなずいている長尾麻由さんもいまでは常連さんだ。ふたりはここで出会って、年齢は親子ほども違うけれども友達になった。

長尾さんがここに来るようになったのは、入院していた時にソーシャルワーカーさんに連れてきてもらったのがきっかけだ。

森さん「まゆちゃんは、最初はこんなかわいい感じじゃなくて（笑）、『あー？　なんで死んだらだめなんかわからん』みたいな（笑）」

長尾さん「うわー、はずかしー」

もう笑って話せるんだ。

長尾さん「うん、もう笑って話せる（笑）」

森さん「まゆちゃんはものすごく繊細で優しいから、この部屋にはいまだにソーシャルワーカーに連れられてくる子とか、精神科の先生から引き受ける子が来るんですけど、私にはないひだで感じとってあげるんです。『あの子はあそこを気にする』とかって。私には気にならないことでも、先回りしてやってくれるから、もう任したほうがいい、ということもよくある。教えてくれます」

上田さん「まゆちゃんもこんなに綺麗になって（笑）。私は入院もして、ただただ落ちていっているから光が届かなかった。家族のありがたさもわからなくてただただ生きていただけだったけど、でも自分が浮上していくと、ああ、家族がやってくれたんだとか、上がっていくにつれて光がさしてきて……。森さんの生のお花を活ける姿勢にすごく感動して、私も一瞬、誰かとすれ違うだけだけど、その一瞬が気持ちよかったらすごく素敵なことだと思う」。

ふたりとの会話の中で、森さんはこんなことを言っていた。

「私も自分のことで精一杯でつらい時にアートの世界で励まされたんだけど、ここにきて上田さんとかまゆちゃんとかいろいろな人のお手伝いをさせてもらえるようになって、むっちゃ元気になってきたんですよ。上田さんやまゆちゃんがそうやって他の人たちを元気にしていっている。ここで完結するんじゃなくて、私はここが通過点になって欲しいんです。ふたりはそれを上手にやり始めてくれているので、私の中でも希望なんです。しんどくなったらいつでもここに帰ってきて欲しいと思うし、全部やめて帰っていいと思うし、がんばらなくてもいいと思う。私も自分にそう言い聞かせてます。無理して続けることない。しんどいときは休めばいい。それが言える関係でいいと思う」。

上田さんや長尾さんと森さんの穏やかな会話を聞きながら、私は「想いが循環することの中に希望があるんだ」と思った。

包摂する場としての「ボランティア室」

虐待されたこどもたちを診てきた小児科の木下あゆみ先生は、〝気にかけてもらえる〟という関係がとても大事なのだという。

「病院に来るこどもたちは傷ついて傷ついて、ようやく病院に辿り着いているんですね。病院内では守られているし、さまざまなサポートを受けつつなんとか生きていけるのですけれど、でもどこかで社会に出ていかなければならない。森さんの手伝いをしてもらっている子もいるんですが、成功体験というか、自分も生きていていいんだ、というような肯定感が出てきて、成人したいまもここに通ってお手伝いしてくれる子もいます。私のところに受診に来る回数よりボランティア室に来る回数のほうがずっと多い（笑）。ここは病院でも病院の外の社会でもない場なんですよ。ここは病院に来るくらい心身が弱っている子でも、病院に来た〝ついで〟にちょっと寄れる。ここに来れば、病院のスタッフやよそのおばちゃんと一緒に編み物したりフラットにいろんな話をしつつ、気にかけてもらえる。気にかけてもらえるってこどもに絶対プラスになるんですよ。それは親や家族じゃなくても、赤の他人でもいいんです」。

ボランティアの長尾さんは「ここは誰もいなくても落ち着く」のだと言っていた。ボランティアさんたちだけでなく、病院のスタッフにとってもここは一種の癒しの場となっている。

病院の方々へのインタビューで、「好きな場所は？」と聞くと、「ボランティア室」と答える人は多かった。疲れたら寝ていてもいい。ありのままでふらっと来てスイッチをオフにできる場なのだ。しかもボランティアさんと「治療ではない話」ができることも多い。

中川先生もここによくふらりと立ち寄って、しばらくソファに座ってなんでもない話をする。そうして、気にかかっていることなどを森さんと話したりする。そこからプロジェクトが始まることもある。患者さんにとっても職員にとっても、ここは「フラットな場」であり「中間の場」である。日々忙殺される医療スタッフや職員にとっての余白なのだ。

再び、木下先生の言葉を紹介しよう。「病院ってふつう、患者さんにとっては与えられるだけの場じゃないですか。弱っていたら治療を受けるしかない。でもこのボランティア室は病院でありながら病院ではないので、弱っている時に来てもいいし、自分に力が漲っている時は与える側に回れる。自分の存在意義というか生きている価値みたいなものが、ここですごく確認できていると思います」。

ボランティア室は、与える／与えられるという関係が転換する重力場なのだろう。それは病院のスタッフも患者さんたちにとっても同じなのだ。

ちょっと背中を押してあげる

「自分の役割は、『痛み』を『希望』に変えることだ」という森さんの確信は、確かに霊安室の廊下の「青い花に」のプロジェクトによって気づかされたのかもしれないが、森さん自身が痛みに向き合い、それを癒していくための表現に出会って救われてきた経験があったのだ。「青い花に」はそのように否応なく抱えてしまう痛みを、「お見送りの花を手向ける」という「悼み」に変える儀式的なプロジェクトだったと言える。

序章で述べたように、霊安室前の地下通路は暗く冷たく、ゴミの臭いもする場所だった。ある看護師さんは、描きながら、「この通路、いつも通るのが辛かったから。なんか患者さんに申し訳なくて……壁画に参加できてよかったです」と涙を拭った。そして森さんの目の前で、一七七人もの職員がそれぞれの想いを胸にしながら、花を描いてくれたのだ。

そんなにもたくさんの職員が参加してくれたのには訳があった。当時の管理課長が、院内掲示板を活用して、ひと言メッセージを伝えてくれていたことを森さんは後から知った。

「本日霊安室から駐車場までの地下通路で壁画制作を実施しています。患者さんを安らかにお見送りするための壁画です。制作にかかる時間は五分ほどです。職場ごとに人員配置を調整しながら、できるだけ参加してください」。

この告知がなければ、知る人ぞ知る壁画、有志のみが参加した壁画になっていただろう、と森さんは言う。基本的にアートプロジェクトへの参加を強制することはしない、ということは中川先生も森さんも心に決めている。参加したくない人は参加しなくてもいい。自由意志が尊重される。参加しない人が引け目を感じないようにすることもとても大事なのだ。ただ、このメッセージは大事だった。ここで気持ちを表現できる時間を組織として個々人に確保してくれたからだ。実際参加してくれた何人ものスタッフが「管理課長からの連絡がなかったら来たくても来られなかったと思う」「ボランティアな

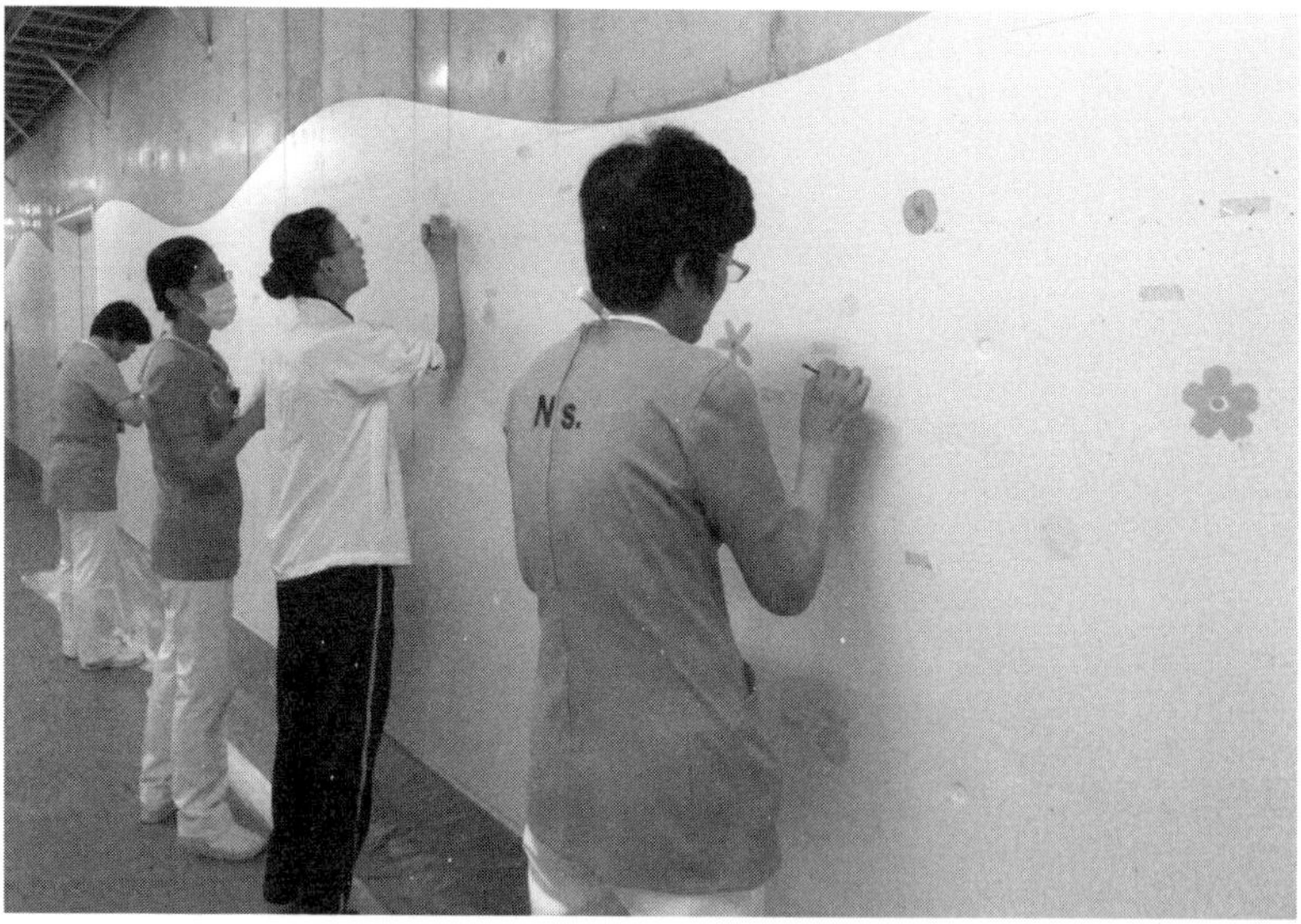

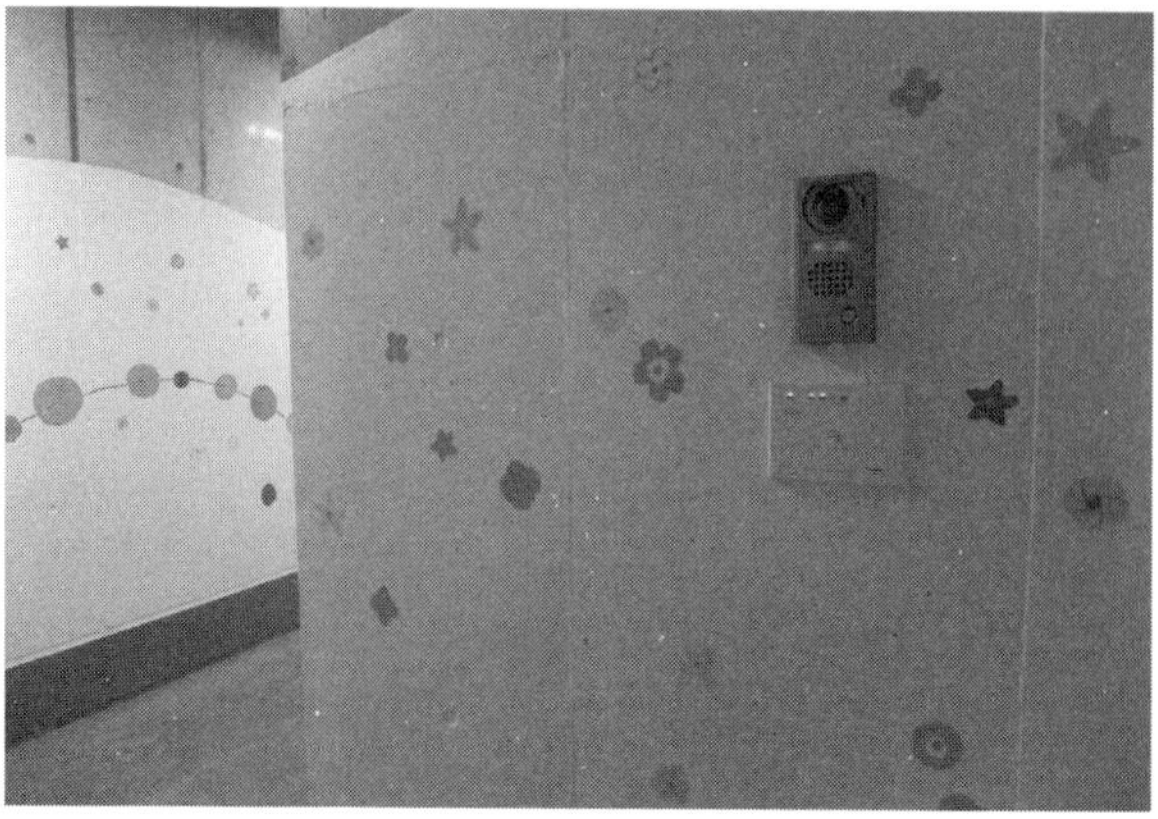

「青い花に」のプロジェクト

んてしてる暇ないでしょう！って叱られたと思う」と言っていたそうだ。

青い花の横には銀色のペンで描いた人のイニシャルが記されている。お子さんを亡くしたお母さんがこのイニシャルに気づき、泣きながら「この子、天国に行けます。ありがとう」と看護師に伝えたという。「あの通路でありがとう、なんて声をかけてもらったのは初めて」と話してくれた。またそのことを森さんに電話で報告してくれた副看護部長さんは、「本当によかった」と泣いていたという。森さんはその時の気持ちをあるエッセイの中で次のように書いている。

「その瞬間、私は、医療スタッフの方々が日々、どんな想いでお仕事をされているかがよくわかった。彼らは、患者さんの痛みやそのご家族の痛みを自分のこととして日常的に受け止め、その上で、感情を引っ張られないように心をコントロールし、常に気丈に振る舞っている。看護師さんたちはいつも痛みを抱えていたのだ。その上で患者さんの気持ちを受け止めようとされていたのだ。笑顔の下に自分の感情を隠して。このことがあってから私の病院でのアート活動に関する意識は大きく変わった。それまでは患者さんの気持ちに寄り添いたい一心で、仕事を進めてきた。しかしこのプロジェクト以降は常にその場にいて患者さんに寄り添っている医療職の方々の想いや痛みを知ること。それを私の任務の最重要課題に設定した。知った上で改善を諦めないこと。そのことが延いては患者さんの痛みを軽減する最短距離なのだと気づいたからだ。どんな時も患者さんに一番近くで接するのは看護師さんをはじめとする医療スタッフの方々だし、誰よりも多くの患者さんを知っているのも彼らだ。そしてその場所で誰よりも多くの時間を過ごすのも彼らなのだ。いつだって患者さんが心から望んでいること。それは、まっすぐに目を見て自分の症状を知ろうとしてくれる医師の眼差し、辛い治療でくじけそうになる心を励まし、応援してくれる看護師さんの笑顔なのだから」。

「青い花に」の前に実施された「手術室の窓」のプロジェクトもまた、白い壁に閉ざされた部屋で待つ患者さんや付き添いの方々の緊張を少しでも解かしてあげたい、という現場のスタッフの希望から生まれた。壁や天井に窓や風景が描かれ、待合室は明るくなった。患者さんは絵に和み、その様子を見るスタッフも嬉しい。患者さんの負担が軽減されることによって、現場スタッフの痛みが癒されるという好ましい循環が生じている。

けれども、同じような環境の改善という観点から出発したように見える「青い花に」は、患者さんが笑顔になることで、現場スタッフが癒されるというベクトルではなく、病院側のスタッフ自身が自分たち自身を癒す行為となった。「患者さん第一」の中で抱え込み、どこにも出せなかった思い＝痛みを包摂（大きく包み込むこと）するものとなったのだ。病院スタッフ対患者さんという図式を本当に超えて、「みな同じなのだ」と

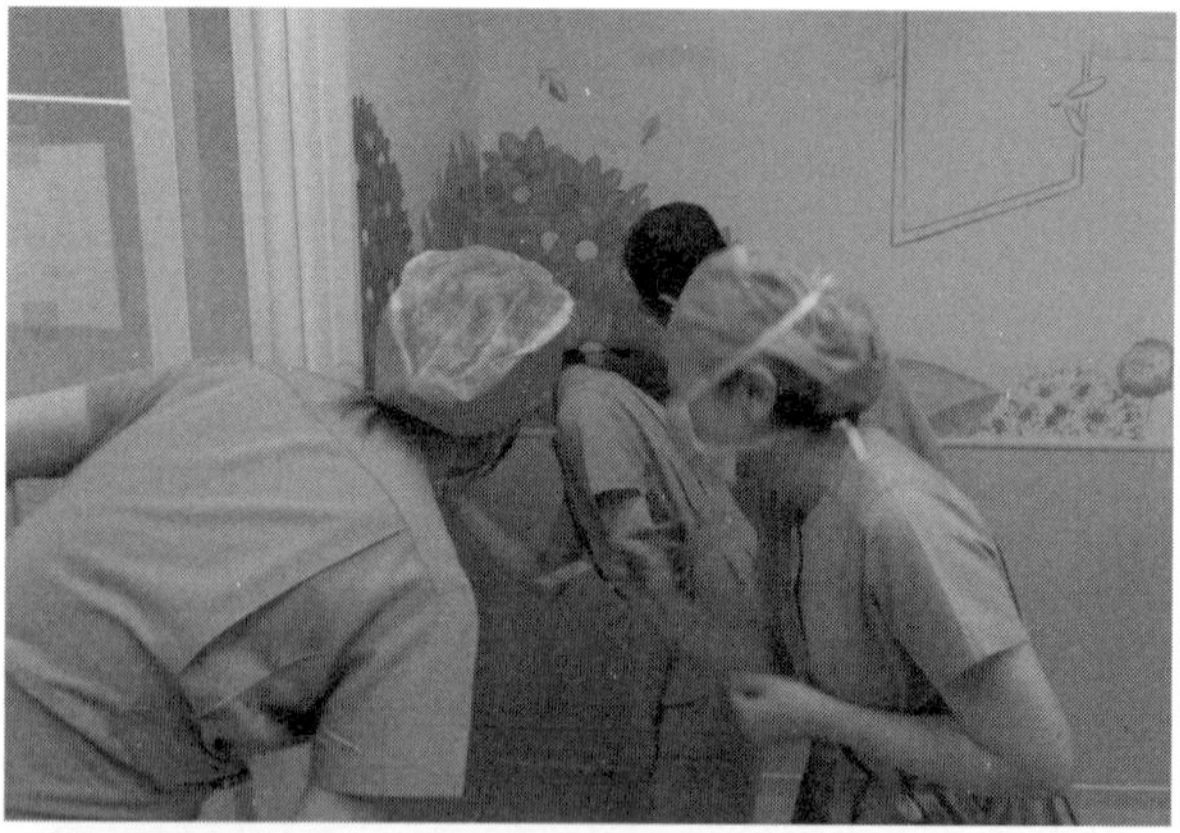

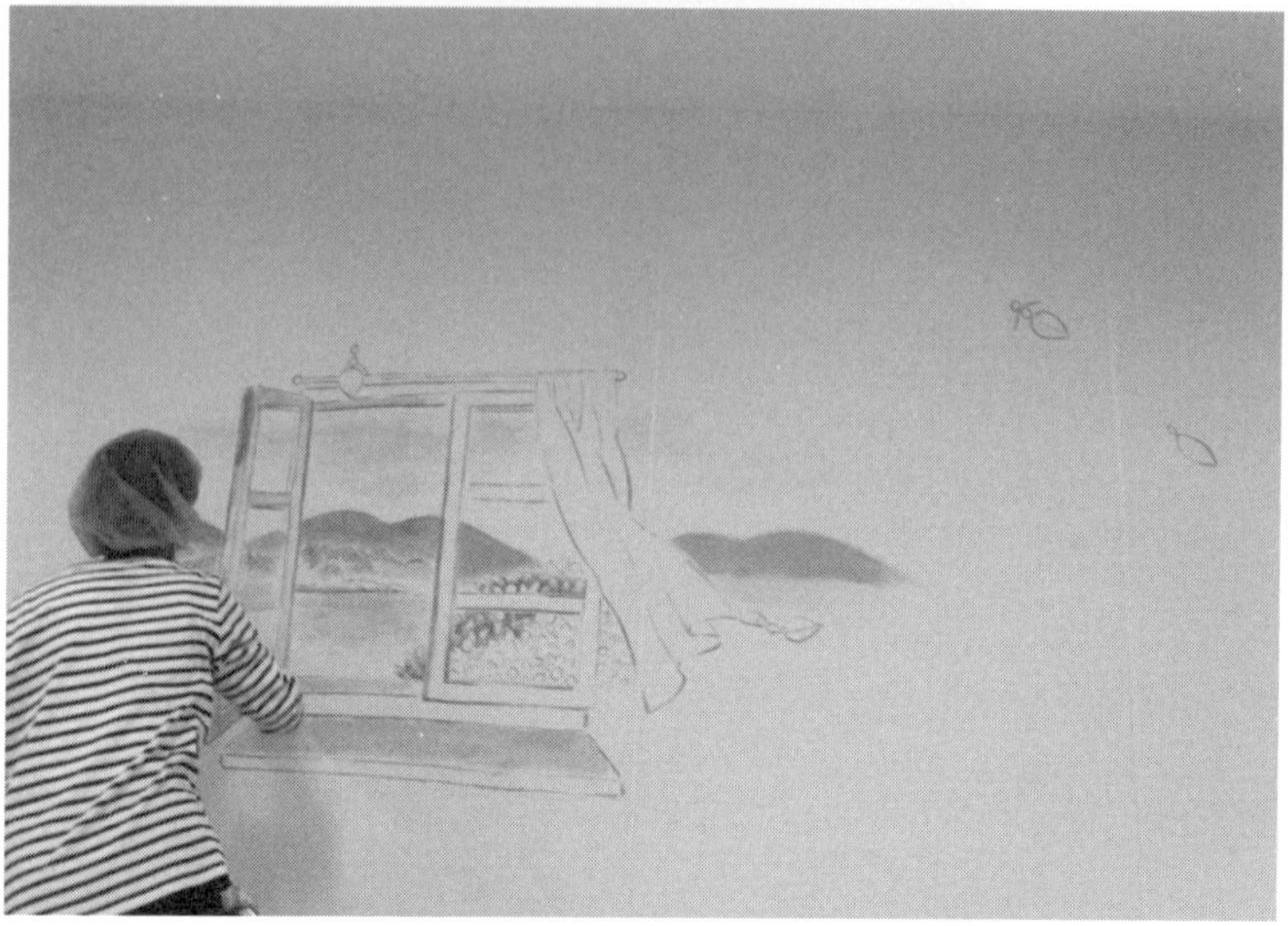

「手術室の窓」プロジェクト

いうことを知らせてくれる。包んでいるつもりが、いつのまにか自分自身も包み込まれている。職員も、来院者も入院者もすべての人々が等しく包摂されているということが真に理解できる。

コミュニティデザインでは「人々を巻き込む」とよく言うが、本当に人を巻き込むということは、このようにひとりひとり自分ごとになっていくことなのだな、その多様な自分ごとが包摂され合うことなのだな、と心に沁みる。

森さんは先の文章に続けて、こう書いている。

「当院では、『痛み』のある場所にアートは存在する。正確に言えば『痛みのあった場所』にこそアートが息づいている。その痛みの上に、まるで痛い場所にそっと手を添えるようにして、皆の思いが塗り重ねられ彩られ少しずつかたちづくられる。私たちが『当院のアート』と言う時、それは出来上がった作品のことだけではなく、その制作のプロセスもそれが育った土壌も含まれている。そして病院が存在する限り、常に『生きた病院』として成長を続けるために日々、『痛み』を『希望』に変換することを諦めない。そんな継続する創造活動をホスピタルアートと呼んでいる」。

表現ということ――アーティストとディレクター

それぞれの人々が表現を通して自己に気づく。断言してよいかは迷うが、あえて「表現は包摂のツールとして機能する」と書いておこう。

これまで参加する側に立って表現を見てきたが、アーティストの側についても考えてみたい。

アーティストは表現の行為者である。音楽や演劇・ダンスなども表現行為だが、この病院では、造形表現が中心だ（なぜ造形表現なのかといえば、環境の改善に直結的に作用するからだろう）。

ディレクターの役割は、プロジェクトを統括することである。ディレクターの頭の中にはある出来上がりのイメージがある。そのイメージはコンセプトに近い。そのイメージに近づくためのプロセスを考える。どのようなプロセスを経ればその表現をともにつくる場にできるのか、課題（痛み）が解決（希望）に向かうためにはどのような表現が必要なのかを考える。統括と表現をひとりで行なう人もいるが、森さんは基本的にディレクションを担い、表現そのものはアーティストに委ねる（あるいは、アーティストでなくとも、そこに関わるのにふさわしい人に委ねる）。委ねると言っても、最終の仕上がりイメージや方向性の確認など、緊密に意見交換をするのはもちろんのことだ。

アーティストの選定はプロジェクトの初期の最も大切なことである。いわずもがなかもしれないが、最終的な仕上がりイメージに合っているかを初期の段階で判断する必要がある。こどもっぽい表現なのかモダンな表現なのかというテイストの側面もあれば、知名度を広告的に使いたい、ということもあるかもしれない。いずれにせよ、ディレクターの目指すイメージや目的と合っているかどうかが大切なのだ。

そういう意味で、森さんに「アーティストを選ぶ時には、どのような基準で選ぶんですか」と聞いたら、即座に「その人にとって表現がどれだけ切実であるかどうか」という答えが返ってきた。きっぱりとした口調だった。

この病院のプロジェクトには多くのアーティストが関わっている。すべてを知ることはできないが、森さんがその人の表現の「切実さ」をそれぞれ、感じているのだろう。

もっとも長く関わってくれているのは、香川小児病院時代のクスノキの壁画や新病院のプロジェクトの際、森さんのパートナーとして働いてくれたマスダヒサコさんである。同じＮＰＯに所属していることもあるからだろう、森さんが最も信頼しているアーティストである。

そもそもマスダさんがＮＰＯアーツプロジェクトに入るきっかけは、自分自身が行き詰まっていたことだった。「絵を描くということは、わざわざやらなくてもいいことをやるっていうところがあるじゃないですか。絵を描くことをやめようとは思っていなかったんですけど、でもやっぱりどうしようかなあ、なにかできることはないかなあ、と思っていた時にこのＮＰＯのことを知ったんですね」。

マスダさんは、自身では画家としても活動している。けれども、話を聞くと、画家としての自分の仕事と病院のアートの仕事はまったく異なるものとしてとらえている。

「絵を描くというのは、どうしても自己実現的なところと切り離せないものです。でも、このようなプロジェクトで描くとなると、実際に使われたり見られたりするには、よほど遠いところから見ていないと成立しないな、という感じがあります。自分の作品なら自分でジャッジできる。でも、これは自分では決められない。やっぱりデザインなんだな、と思います。それに病院というところは、明日もわからない親御さんやお子さんがたくさんいるところですから、まず最初に必要なのは『本当にこれが必要なのか？』ということだと思うんですね。その人のためになるかどうかは自分ではわからない。森さんが『いいよ』と言っているからそれを信じる。その後押しがなかったらやれないと思うんです」。

逡巡を抱えているからこそ、ここでこれをやる意味に肉薄しようとし、わからないことをわからない、違和感があれば違和感がある、と言葉にして伝えてくれるマスダさんは、いつも「大事なことを気づかせてくれる」と森さんは言う。マスダさんのひと言で方向転換することもある。

マスダさんは、プロジェクトの中で自分自身がやるべきことはなにかを考えるのだという。

「大事なのは、意味を考えることになりますよね。どうしてそれをするのかとか、これをするにはなにが大事なのか。森さんには、例えば養護学校と一緒になにかをするというビジョンがあるわけですが、私はそこに『私なりの意味』を見出していかないと参加しにくい。『作業』ではない。『意味』を考えることが自分のやらなければいけないことだなあ、という感じがしますね」。

「青い花に」や「手術室の窓」など折に触れて関わってくれる島田玲子さんはまた少し違っている。

島田さんはもともとイラストレーターとして活動していた人で、現在は東京でひとり画家として絵を描いている。島田さんがこの病院を知ったのはある雑誌の記事でだった。

「なんて素敵な病院だろうと感激してお手紙を書いたんです。私ができることなんてもうないだろうと思っていましたけれども、それでもお礼が言いたくて書いたんです。外壁の壁画のモチーフになったクスノキのあるお寺あたりで生まれたものですから」。

その手紙に心打たれた森さんが手術室の待合室に描く壁画の案件に声をかけたのがきっかけで、「青い花に」やリハビリセンター前の廊下の壁画を相談している。

相談を受けると、島田さんは「じゃあ、こんなのはどう？」と、自身がこれまでずっとストックしてきたテーマの中からモチーフを提案してくれる。「手術室の窓」にはイタリアでスケッチした窓や香川県の県木であるオリーブの木やみかん、リハビリセンターの通路には「命としての種」、霊安室の地下通路でモチーフにした花は、遊びをテーマにしたもののひとつの「はなびらつなぎ」……島田さんにはこういう引き出しがたくさんあって、「森さんのアイデアに応える。イラストレーターの性なんですけど、与えられたテーマになるべく応えようとするんです。テーマがあれば私のほうも創作の種になりますし。相手にもよるのでしょうが、森さんみたいな人と会えば、テーマに合わせてこちらからアイデアを提案するやり方もうまくいくんです。ストックにあったものが全部使えて」。島田さんは、人生の中で自分の中にストックしてうまく出せなかったものを、森さんのプロジェクトに乗せていくことで救われているような感じがした。

マスダさんや島田さんが、場に合わせて考えてつくっていくのと対照的に、リハビリセンター前の通路の「REBORN & SEEDS」は、ＧＯＭＡさんというアーティストによ

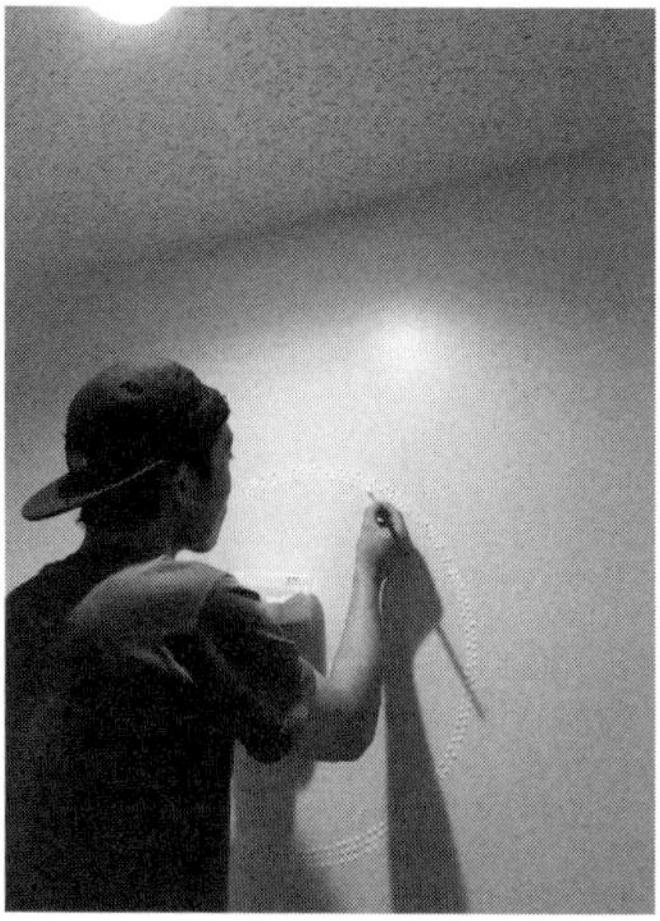
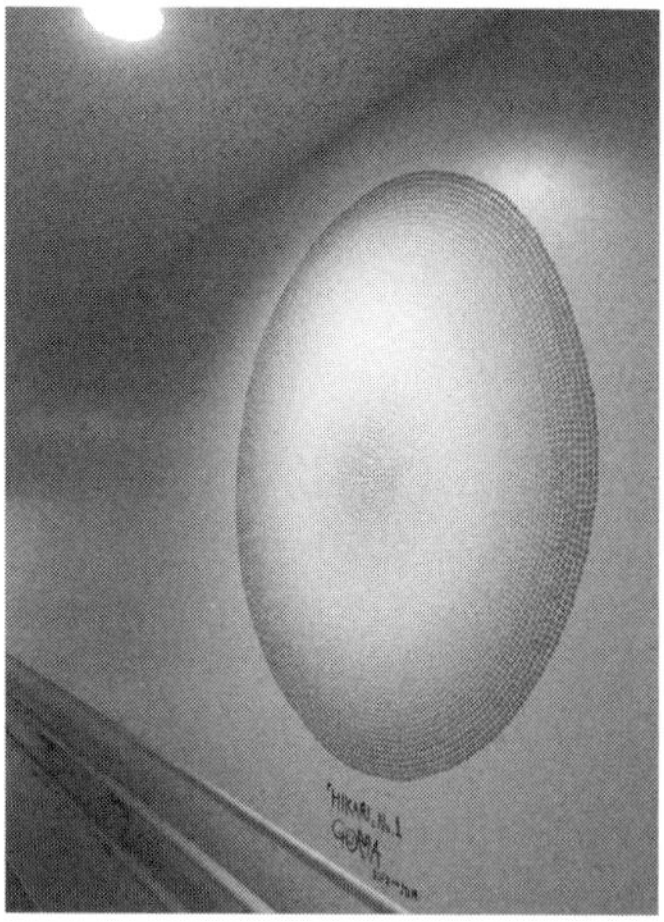

「REBORN & SEEDS」と通路の壁に絵を描くGOMAさん

る作品だ。GOMAさんは、ディジュリドゥというオーストラリアの先住民であるアボリジニの民族楽器の演奏者だったが、二〇〇九年、交通事故にあい、脳に高次脳機能障害を負ってしまう。交通事故の二日後、急に絵を描かずにはいられない衝動にかられて緻密な点描画を描き始めたという。時々脳痙攣が起きて倒れてしまうが、一度意識を失って、そして意識が戻るときに見る、白い光のような世界を描いている。

リハビリセンターの入り口の受付のところになにか描いてほしいという要望が上がり、ヒアリングをしているうちに、作業療法士さんがリハビリに励む人たちがどれくらい歩けたかがわかるように通路にテープで印をつけていることを知る。そこで、受付に絵を描くのではなく、「リハビリする人たちを応援するためになにかできることはないか」と問いを立て直した。そんな中で、森さんはGOMAさんを知る。

「ＧＯＭＡさんにとって、絵を描くということがそのまま脳のリハビリなんですね。自分自身のバランスを取るために描いている。それが美しいということが、リハビリをする通路に合うんじゃないかと思ったんです。つらさの中から美しさにたどり着いているような絵の力が」と森さんは考え、通路の壁に直に描いてもらった。

白から淡いオレンジやブルーへと広がっていくＧＯＭＡさんの点描と呼応するように描かれているのは、スタッフが参加して描いた「光の粒子」だ。光の粒子は島田さんが「種」のモチーフから選んで提案してくれたものである。

アーティストはただの「社会的包摂のためのツールを提供する人」ではない。アーティストもまた、自身の描く意味を抱えてもがいている人たちなのである。森さんの言う「切実さ」、あるいは「痛み」はそこにあるのだろう。島田さんのように、日々の暮らしの中でモチーフを探し、フリーランスで描きつづけてきた人が、壁画という場で改めて社会とつながることもある。アーティストもまた、「支える／支えられる」の循環の中にいるのである。

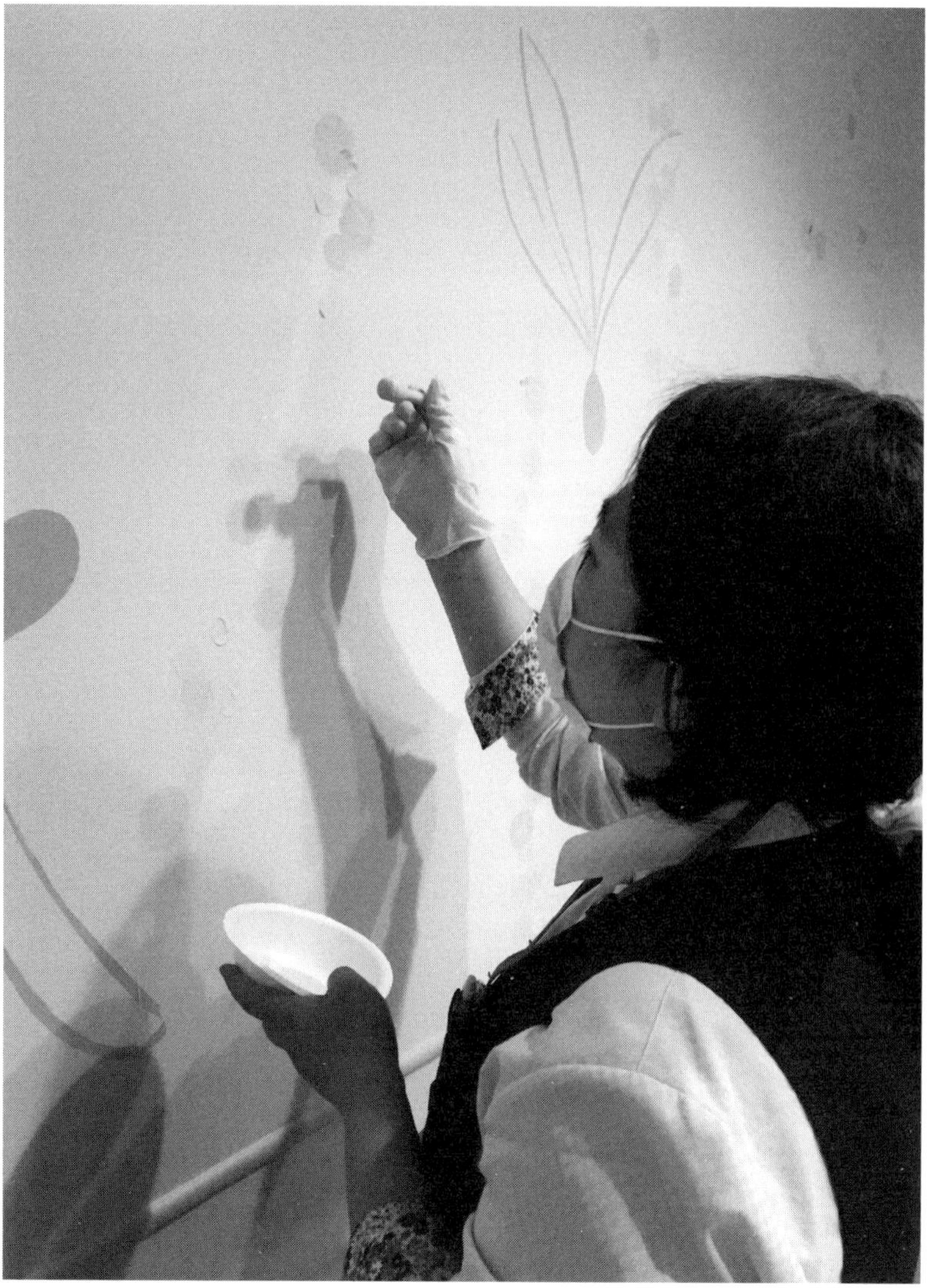

「光の粒子」を描く病院のスタッフ

地域に開き、地域に含まれる

「地域に開いた病院に」という中川先生の思いのもと、森さんは病院という組織の窓をゆっくりと開いていき、外の風が病院の中に吹いてくるよう、ていねいにプロジェクトをつくっていった。病院の中に新鮮な風が吹き込み、コミュニティは豊かになっていく。別の角度から言えば、「開く」とは「助けてもらう」ということでもある。「してあげる」側と思われている病院が「してもらう」側になるということ。ボランティアの仕組みもそのひとつだが、地域の他の施設や団体、企業などとの協働も、人を支え／支え合う包摂の循環の中で考えていこうとするのがこの病院ならではだ。

例えば、庭園の事例を見てみよう。病院の屋上や敷地内によく設けられている庭園は、病室でほぼ一日を過ごす患者さんにとっては、自然に触れ、風や木々の香りをかぐことで、気分転換にもなる場である。病院スタッフにとっても同様だろう。ところが、ことのほか管理は大変である。草むしりをしたり掃除をしたり、手間もかかれば経費もかかる。事務員がやるのも清掃会社が入るのも、業務でやることだと愛着も生まれない。

この病院も例にもれず、どう管理するかが問題だった。森さんは雑草だらけになっていく庭園を眺めて、庭園の「痛み」を感じた。そして「手間のかからない庭なんてないんだ」と気づく。壁画が「自分たちのもの」になったように、庭も「自分たちの庭」として愛情をかけて育てていくプロセスがなければ意味はないのだ、と。

ただ、庭は壁画のように、ある段階で一応の完成、というか終了時があるわけではない。庭は自然と人間が時間をともにする共存プロセスそのものだ。自然は人間側の思惑を易々と超えてしまう。だから、自然と人が関わりつづけることで庭というものがようやく成立するのだ。だからこそ管理という仕事ではなく、自然と関わることが楽しいという動機を持って取り組んでくれる人がなによりも大事なのだ。

この病院の屋上庭園には「おひさまガーデン」と「そよ風ガーデン」のふたつがある。「おひさまガーデン」を担当してくれているのは、事務職員の山口智恵子さんだ。香川小児病院時代、事務所の一角にいつも花が飾られていた。それが山口さんによるものだということを思い出した森さんがさっそく相談すると、山口さんは喜んで引き受けてくれた。業務ではなく個人的に、である。山口さんは「おひさまガーデン」のガーデンデザインから毎日の手入れまで、大切に手をかけてくれている。本人も、「手入れをしていると患者さんが話しかけてくれるので嬉しくなります。いつもは事務局での仕事なので、喜んでくれる様子を間近で見られることはなによりの励み」なのだそうだ。

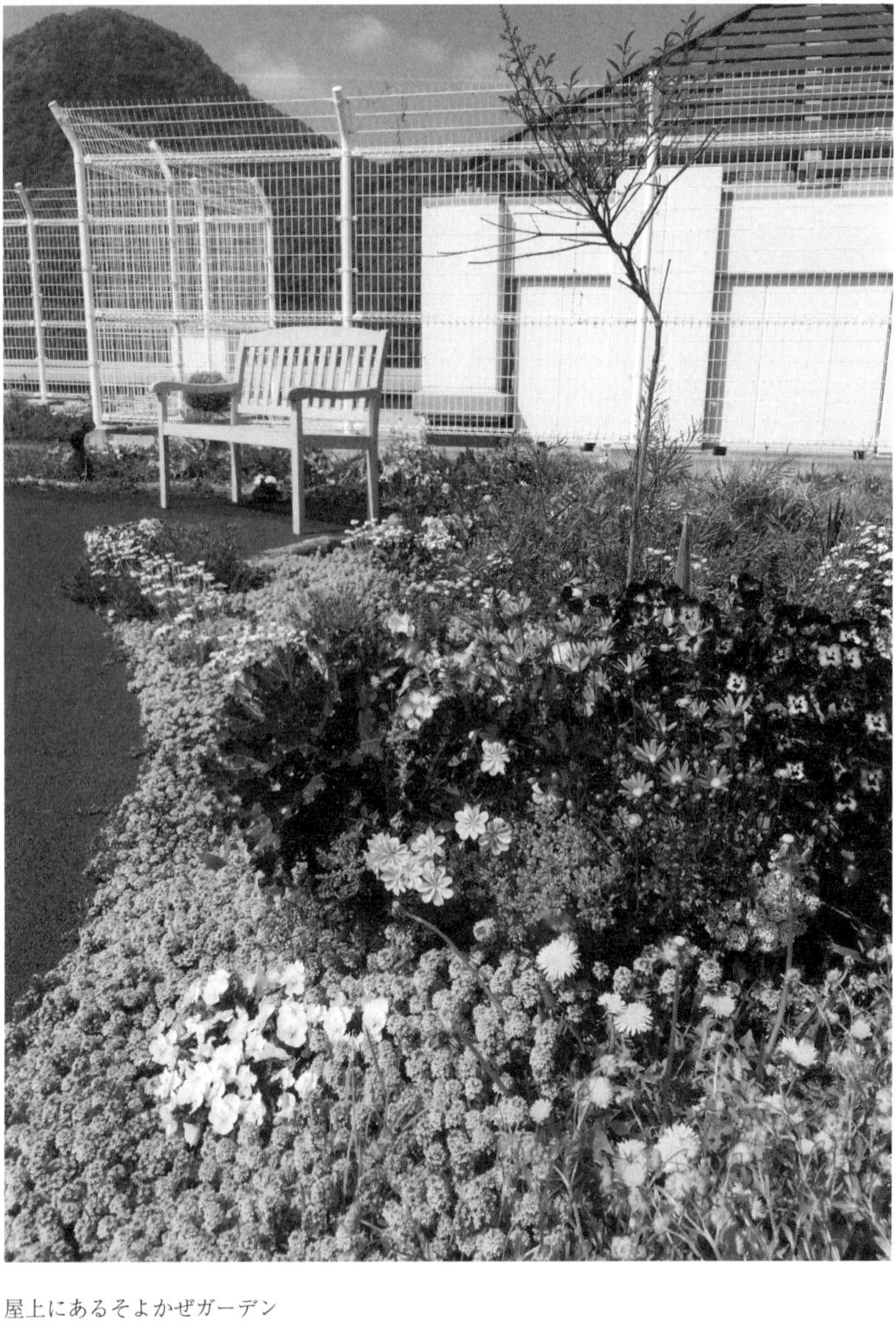

屋上にあるそよかぜガーデン

そうこうするうちに、彼女の働きを認めた企画課長が若手職員に声をかけて、自主的に除草作業や芝の手入れを手伝ってくれるようになったという。山口さんは職員功労者にも選ばれ、院長から表彰もされた。近頃では入院しているこどもたちや入所者のワークショップも提案してくれるのだそうだ。

もうひとつの「そよかぜガーデン」は地元の中学生ボランティアが部活動としてガーデンデザインと管理をしてくれている。

庭づくりを楽しむ人たちがつくる庭は美しく、生き生きしている。植えられている植物のセレクションも個性的で楽しい。庭が綺麗になって、四季折々の草花を楽しみに訪れる人も増えていったのだそうだ。

福祉施設の利用者さんたちにも助けてもらっている。正確には「圏外就労」というかたちで来てもらっていて、「遠足を兼ねてお庭の作業をしに来て、お食事をして、コンビニで買い物をする」というお決まりのコースにしてくれているそうで、利用者さんたちも作業日を楽しみにしているのだという。こんなふうに継続的に関わることになったというのも、香川小児病院時代から長年に渡って培われた信頼関係があってこそだ。

このように、病院が外部のさまざまな人たちにも助けてもらいながら、一緒に病院をつくるということを、森さんは、「病院という組織が社会に包摂されると同時に、社会をも包摂している」という入れ子の状態にイメージしている。地域に開くことで、地域を包み、逆に地域に包み込まれる——社会的包摂とは弱者に寄り添うというような一方通行のものであるのではない。包み/包み込まれる双方向の関係だ、ということを改めて考えさせられる。

こうした「包み/包み込まれる」を、毎年描き足されていく外壁のプロジェクトにも見ることができるだろう。病院の北側に隣接する香川県立善通寺養護学校との間の壁に描き継がれている「海を渡る蝶」である。二〇一五年から毎年、養護学校を卒業する生徒が描き残していくという、病院と養護学校との共同プロジェクトだ。壁画を近くで見たいという人たちのために通路も整備した。保育園のこどもたちの散歩コースとして楽しんでもらえてもいる。この絵を見て入学を決めるこどももいるのだそうだ。

そもそものきっかけは、養護学校の旧校舎が取り壊される直前、森さんが図書館の入り口に描かれた壁画を見たことから始まっている。さまざまな種類の蝶が面相筆で細かく、繊細に描かれたものだったらしい。

「どの蝶も美しく、思い思いの方向に飛んでいたんですね。『この壁画も壊されてしまう』と思ったら、せめてこの絵に込められた気持ちだけでも残したい、と思ったんです」と森さんは言う。

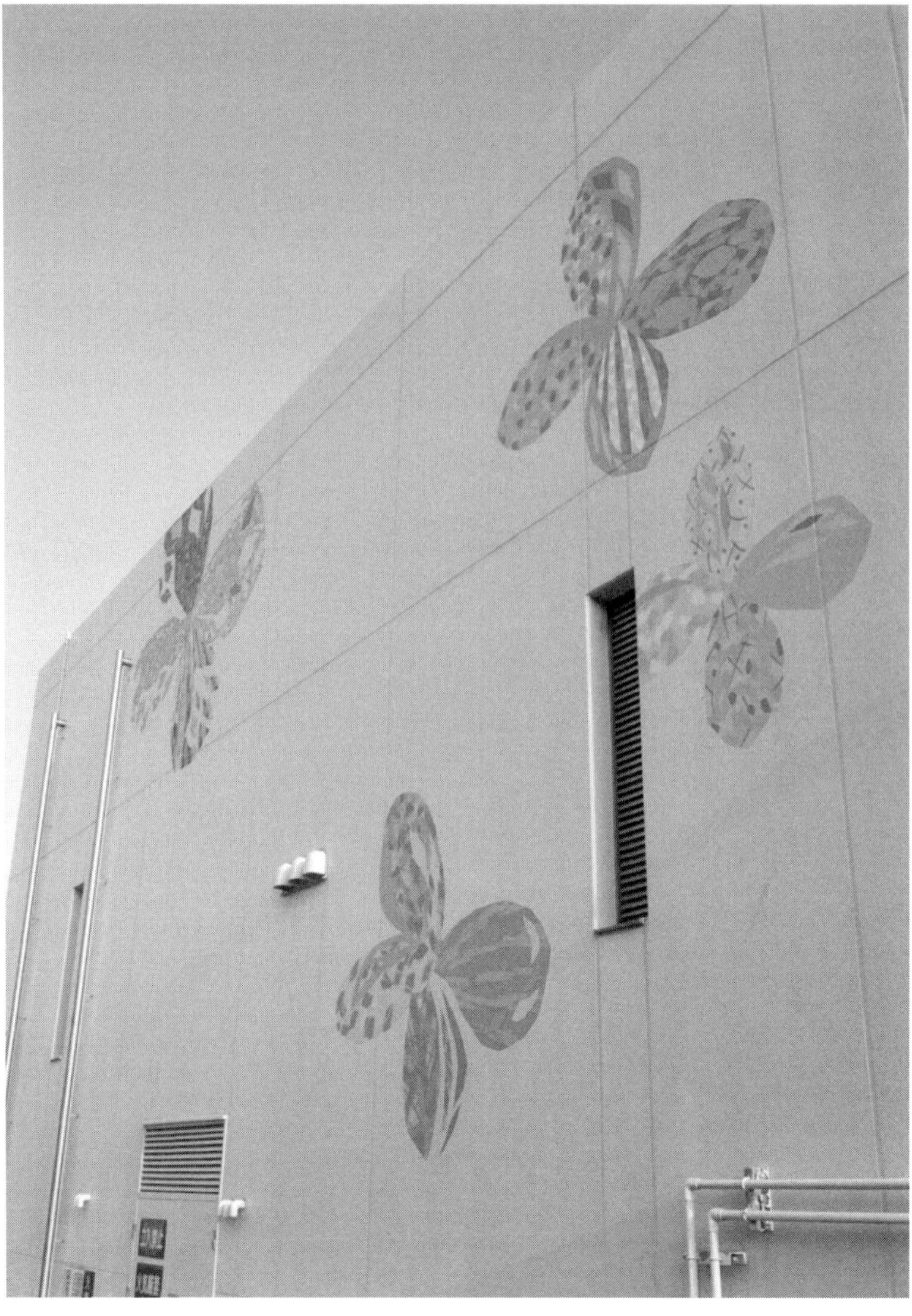

病院は国立病院機構に属しており、養護学校は県立なので、ふつうは協働事業をするのは難しい。しかし、養護学校に通っている入院患者さんがいたり、これまでもさまざまなイベントを共同開催してきた歴史が協働事業を当たり前にしてくれている。

壁画に描かれているのは「アサギマダラ」という蝶で、マスダさんが選んだモチーフである。アサギマダラは北から南へ、そしてまた南から北へと渡る、珍しい渡り蝶だ。その生態はまだ解明されていない部分も多いが、二〇〇〇キロほども旅をすることがわかっている。

最初の卒業生が壁画を描き終えた時、養護学校の校長先生が、生徒たちにこんなふうに言っていたのだそうだ。

「アサギマダラはずっと羽ばたいているわけじゃない。ある高さまで頑張ったら、あとは気流に乗るんだ。そうしたら羽ばたかなくてもスーッと行く。羽ばたく、羽ばたかずに気流に乗る――それを繰り返す。流木の上で休んだり、水面で死んだように漂っていることもある。それでいいんだ。みんなもこの先、自分じゃどうしようもないこともあるだろう。そしたら助けてもらってもいい。自分にできることを精一杯したら、後はいろんな人に助けてもらっていい」。

卒業生たちは巣立っていく。

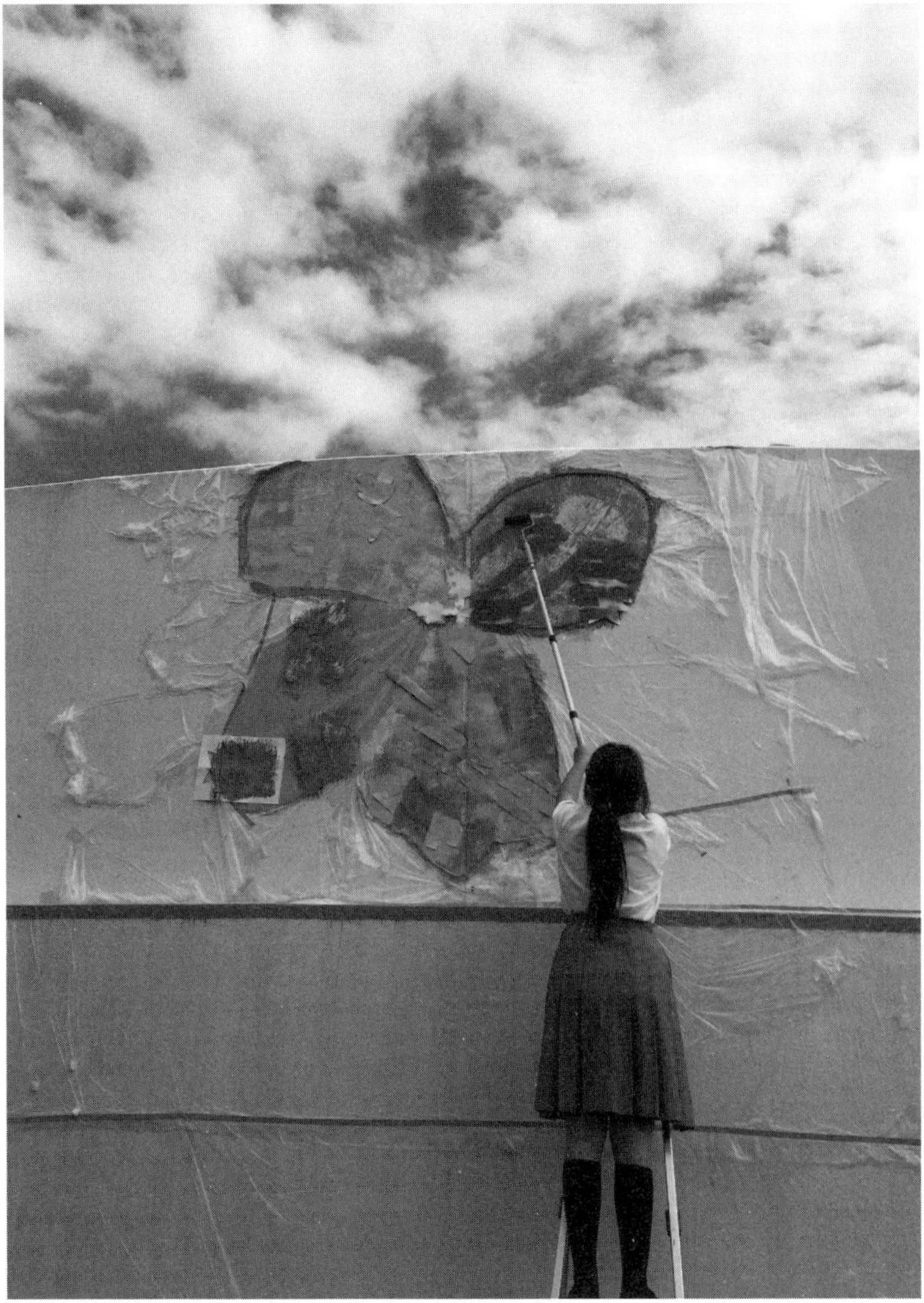

地域に浸み出していく

描きはじめられてから六年。羽ばたく蝶の群れは、さらに遠くを目指すことになった。病院の南側、養護学校とは真反対にあるレストラン棟の建物まで飛んでいくことになったのである。

力強く鮮やかな蝶のほかにも、レストラン棟の白い壁には「MICHIRUBA」という文字が踊っている。これは療育指導室が入所者さんとともに一文字ずつ書いたものだ。「この場所がいのちの充《み》ちる場でありますように」との願いが込められている。建物の西側に描かれているのは、美味しそうな食べ物と幸せの黄色い蝶。これらは、重症心身障害者病棟の岸原和美さんが描いた原画がもとになっている。建物内部に目を向けると、心地よくおしゃれな空間になっている。目を引くのは、カウンター周りの壁紙だ。いろいろな種類のマイカップの切り紙だ。メニューも美味しそう。二〇二〇年一一月、「イナホ珈琲」がオープンして、レストラン棟は生まれ変わった。

改善することになった発端は、それまでレストランを運営していた会社が急に営業終了を決めたことである。新たな方向性は、「ただ患者さんや職員の食を満たす場所ではなく、心も満ちていくような場所になるように。地域の人の憩いの場になるように。そしてなにより、オープン後も常に病院側と委託会社が対話をしながら地域の人々に求められる新しいレストラン像を模索すること」である。これは職員アンケートや個別ヒアリングから導き出したものだ。アンケートには職員一二〇〇人のうち、九〇〇人が回答してくれた。企画課を中心に事務局職員が一丸となって職員の声を集め、分析してくれたそうだ。これを森さんは「チーム力以外の何ものでもない」と言う。これまで「みんなでつくる病院」を目指して積み重ねた時間のたまものと言えるだろう。

運営会社は入札の結果、地元善通寺市に拠点を置くイナホコーポレーションに決まった。しかし、単に指定管理業者が決まったら丸投げというわけにはいかないのがこの病院の流儀である。「どうあったらいいか」について意見交換を重ねていく。

特に内装の見直しでは、「誰のためにここはあるのか」という視点にフォーカスして想像力を膨らませたという。

「それまでのレストランは広々として清潔感がある。でも、それは病院のレストランに求められている空間として合っているのだろうか」と森さんは問いかけた。

みんなとは誰なのか。整形外科に通うお年寄りと精神科に通う中学生では座りやすい椅子の高さは違う。家族連れで出産のお祝いに来た人たちがお茶を飲む時と、救急車で運ばれてきた奥さんに付き添う旦那さんが、ひとりで書類を書くために選ぶ景色は違う。同じひとりの看護師でも、早朝、学会発表のために資料をつくる際に選ぶテーブルと、昼にランチをするために選ぶテーブルは違う。

さまざまな椅子の高さや硬さ、目的によって選べるテーブル、個の時間を尊重するためにパーティションがあること。それらのエッジを柔らかく包む観葉植物のグリーンがあること……森さんたちはできるだけ具体的な想像からスタートして大切だと思うことを話し合い、予算を調整しながら進めた。

たくさんのマイカップは、新聞や雑誌の写真を切り貼りしてオリジナルのカップにコラージュした「切り絵」だ。デザイナーの井上由季子さんのワークショップや看護学校の先生や学生、森さんが教鞭をとる大学の学生が協力してくれて六五〇枚も集まった。

実はこのアイデアには元がある。二〇二〇年、ＣＯＶＩＤ-19の蔓延防止対策としてクローズしていた院内の別のカフェの入り口に、殺風景にならないようにと設置していた「深海魚の切り紙」作品がそれだ。新聞の切り抜きでつくられた無数の深海魚の切り紙で、建設時からアーティストとして関わってくれた井上さんのお父さんの作品である。ちなみに、井上さんとお父さんが切り紙を通じてコミュニケーションする過程は、『老

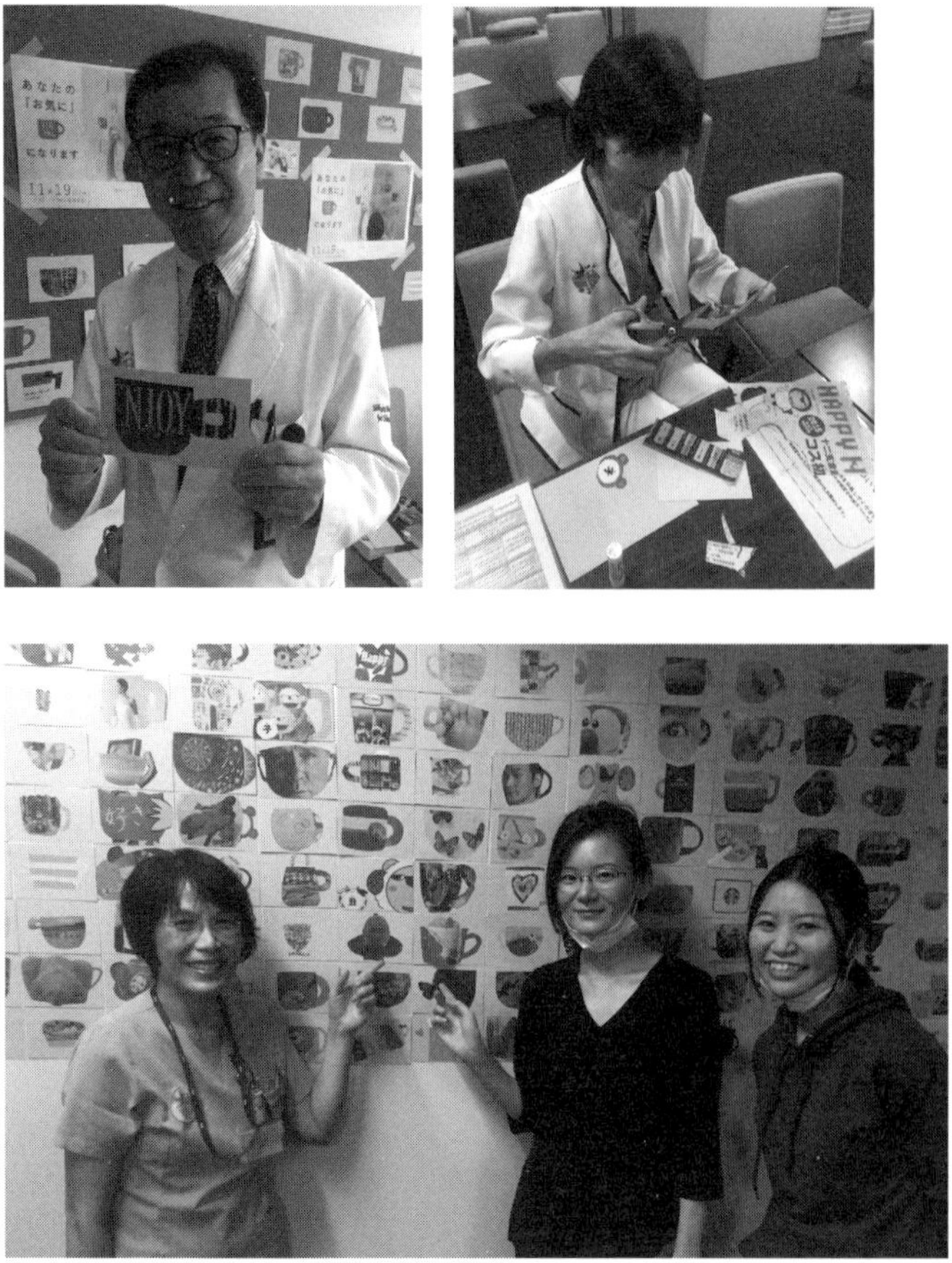

マイカップの切り絵づくりには病院職員も多く参加した

いのくらしを変えるたのしい切り紙』（筑摩書房）にまとめられている。この絵を思い出して、「深海魚の切り紙のようなイメージで内装をつくるのはどうかな」と提案したのはイナホコーポレーションの関係者だ。

マイカップの壁紙づくりを通じて、レストランの改善について多くの人に知ってもらうことになった。そうなったことで、「取り立てて広報活動をしなくても、マイカップづくりを通じて、当事者として改善に関わってくれた人たちは、自分のマイカップが飾られたレストランに対して自然な愛着を持ってくださっています」と森さんは言う。逆に言えば、愛着やここに関わっているという自負は、広告や宣伝では得られないものである。

もうひとつ、新しい試みがこのプロジェクトに取り入れられている。病棟の入所者さんやボランティアさんがつくった小物を販売して収益を還元するという小さな経済が循環する仕組みだ。この仕組みを森さんは「アール・テロワール」なのだと言う。「テロワール（terroir）」とはフランス語で〝土壌〟を意味する言葉で、主にワインがつくられる土地の気候やその土地の文化なども含めた総合的な土壌のことを指す。この言葉を使ったのは、アートを育む土壌を病院の中で耕していきたいという思いの表れだろう。

レストランの一角にはボランティアさんがつくった小さな作品が並んでいる。多くは手づくりの小物だ。購入するとその金額の中から五〇パーセントがつくった人に支払われる。残りの二〇パーセントはこの仕組みを支える企業であるイナホコーポレーションへ、三〇パーセントはイナホコーポレーションからアートを育てる土壌としての病院への寄付となる。外壁の原画を描いた岸原さんにもこの仕組みで作品使用料が支払われた。小さな額だからそんなに多くの収入になるわけではない。けれども、ほとんど病室を出られない患者さんや、病気を抱えながら生きている人々に、少しでも社会と関わっているという接点をつくってあげることになる。

社会的包摂というのは支え合いのベクトルが幾重にも重なる状況を言うのだろう。そしてその多数のベクトルが常に動きながら、社会を形成していくようなイメージではないだろうか。コミュニティが豊かになるということは、自律的に社会的包摂が生じていくことなのではないだろうか。

第3章

包摂のコミュニティ

痛みがどこから来るのかを見極める

これまで見てきたように、ホスピタルアートディレクターは、病院のさまざまな部署間を横断的につないでいく役割を担っている。森さんはホスピタルアートディレクターの業務を「理念の顕在化」「業務の改善」「社会的包摂」の三つに分けているが、すでに見たように、それらは分断されているものではなく、往々にして重なっている。森さんはそれらを「理念の顕在化は内から外に出るイメージ、業務の改善はアートを介して新しい発想が外から内に入ってくるイメージ、社会的包摂はその両方を水平方向に循環させるイメージ」でとらえているという。

多くの人を巻き込んでいく森さんの仕事ぶりを聞くにつけ、ディレクションをする人は繊細さと大胆さを兼ね備えていることが大事だな、と思う。あるいは、その双方を常に行き来していると言えるのかもしれない。

森さんとじかに話す機会を得て、森さんの「聞く力」と「語る力」は突出しているように思われた。香川小児病院でクスノキの壁画を手伝った当時の大学生ボランティア早渕太亮さんはこう言っていた。「雑談の時もそうなんですけど、森さんはからっぽで話を聞かれるんです。『こういうことがしたい』とか『しなければ』とかがまったくなくて、問題が出てきた時に、『じゃあ、私に何ができるんだろう』って始まるんです」。

からっぽで話を聞く、ということは先に紹介したエッセイからもうかがえるだろう。相手の言っていることをまずは全身で受け止める。相手の心の奥まで思いやる想像力（エンパシー）も強いと思う。これは森さんとじかに話していても、インタビュー時に関係者と話している様子を見ていても、とてもよくわかる。言ってみれば、森さん自身がボランティア室のような人なのだ。立場的にも、医療スタッフにとってみれば規定の業務の中に入らない人であり、患者さんにとっても治療をしてくれる人ではない。既存の範疇に入らない人なのだ。そのため、フラットな立場で話をすることが可能である。そういう立場であることと人柄もあって、日常的にさまざまな人々とコミュニケーションをとっていく。ここに信頼関係が生まれる。その日常的なコミュニケーションの中で、病院内の課題やその場にいる人々の感情をすくいとっている。

森さんは「現場の情報がトップにたどり着く頃には問題の本質は変質してしまいがちです。私はできるだけ現場の生《なま》の問題を広く収集して、新鮮なうちにトップである院長と共有します。事前にボトムアップの情報をできるだけ回していくためなんですね。循環をよくするために、部門を超えた日常的でフラットなコミュニケーションが不可欠なんです」と言う。

ボトムアップの課題解決のために、アンケートやヒアリングでさらに意見や感情を集めて検討してプログラムとして企画していくのである。

森さん自身はある文章でこう書いている。

「常に大切にしているのは、問題の原因がどこにあるかを見極めることである。現在の問題は過去からの積み重ねが表面化しているものである。現在だけを見て対症療法をとるのではなく、その根本原因を探ろうとすることが必要である。その改善のためには過去の決定の欠点を反省し、見直す必要があればそれを表現すること、同時に未来を目指す姿をイメージし伝え、そこからおろしてきた『いま』を共有すること。さまざまな職種の方々と対話し、フラットな立場で問いかけることからスタートする。それがアートディレクターの役割であり、その過程の中にこそ、ホスピタルアートの醍醐味がある」。

痛みの原因を見極め、対話を繰り返す。その中から森さん自身、そこで語られる物語と、表現の可能性を見出していくのだろう。人々の見えない思いの表現として結実させていく制作プロセスが物語そのものである。さまざまな表現の可能性の中から、物語として最もふさわしいものをその都度選択する。発想と手法の自由度が得られるのはアートという概念だからだ。

続く文章の中で、森さんは業務の遂行において必要となる力に関して、次のように書いている。

「常にマニュアルはなく、課題に応じた発想力や表現力と解決に向けた対話と調整を重ねる。

現実の問題を見つめる観察力、過去の決定と関係者それぞれの背景を思いやる想像力、おぼろげながら見えてくる未来の希望を具体化し、トライ&エラーをくり返しながらイメージを共有しつつ構築していく粘り強い創造力、忍耐力が必要である」。

発想力は、プロジェクトを企画していく力であり、「対話と調整」は、病院という組織の中で企画を実行していくために必要な過程である。関係者の納得と理解を得るためには表現力が必要だろう。観察力や想像力は、エンパシーに基づき、課題を「痛み」としてとらえること、そして創造力や忍耐力は、プロジェクトの実施へと向かう対話や調整の時間、ともに制作する時間も含むのではないだろうか。特に私には、プロジェクトにはそれを実行するために必要な時間があり、時が来るのを待つことを大切にしているように思われた。多くの事業では、プロジェクトの終了期が設定されていて、締め切りに間に合わせるようにスケジュールが組まれる。当然、森さんもスケジュールは組んでいるだろうが、香川小児病院のクスノキの壁画で、数ヶ月かけて描いていく状態が「日常風景になった」という話はとても心に残っている。造形表現は制作プロセスそのものを内包しているものなので、それを共有する人々が無理なく参加できるためには必要な時間というものがある。それも含めて、「待つ」ということもとても大事なのだろうと思う。

森さんは、自分がやっていることは、香川小児病院ですでに中川先生をはじめ医療スタッフが、患者さんが明るい気持ちになるように、怖がらないようにと、アンパンマンのシールを貼ったりして医療の安全や質の向上に結びつく工夫をしていたことを、「意識的に継続してマネジメントしていくことだ」と述べている。医療スタッフの患者さんへの思いを、設計担当者やデザイナー、アーティストなどの仲間とともに、「かたちにしていくこと」だというのである。

医療の視点ではない目線で病院を見た時、森さんは「病院という場所がいかに合理的な仕組みの中で運営されているか、ということに驚かされました」と言う。ピラミッド型の組織で管理され、日々の業務は効率と安全性第一で幾重にも対策が講じられている。臨床の現場では常に緊張が強いられ、患者は数字で管理され、数値で判断される。リスク回避のためにマニュアル化され、安全のために環境は閉鎖的になり、患者にとっても医療スタッフにとってもストレスフルな場所。そこからこぼれおちてしまうのが、ひとりひとり違うということ、個性や人間味を持った、それぞれの人生を持った人である、ということである。それは患者さんだけではなく、医療スタッフも同じである。

患者でも医療者でもない目線で病院を見ている立場から、森さんはある文章の中でこう綴っている。

「日々の業務に忙殺される中で『あきらめ』という柵の中に閉じ込められている医療スタッフの『痛み』が表出された時、そこから対話をスタートさせることが必要になる。なぜならその『痛み』には向上したいという『希望』の種が潜んでいるからだ。その場所でこそアートというフィールドの持つ柔軟性と創造性が力を発揮する。医療という枠組みの中で、ある方向から見れば越えられない大きな壁だと思っていても、視点を変えれば抜け道が見つかるかもしれないのだ。発想の転換による問題解決はアート導入の醍醐味である。ホスピタルアートが病院にあるということは絶え間ない改善のための場（余白）があるということなのだ。それは病院としては改善を『あきらめない』という運営姿勢の表明でもある。医療スタッフに心のゆとりややりがい、創造性、主体性が生まれてはじめて、患者が本当に求める医療を提供できる。窮地に立つ患者が心底求めているのは『アート作品』ではなく、ひとりの人間として尊重されているという実感を呼び起こす、落ち着いた医師のまなざしであり、一服の清涼剤のような看護師の心遣いなのである。

（中略）

そして、医療を施す側も受ける側も、相手を尊重して向かい合うことが必要であり、そのためにホスピタルアートという専門性にとらわれず、誰もがフラットな立場で参加できる創造的な問題解決の場が果たす役割は大きい。わかり合うために表現し合い、納得しあえる調和点を見つけ出そうとすること、常に人間の命に寄り添い、対話をベースにした問題解決を実施していくこと。そして問題解決にとどまらず、医療が目指す先をともに見据えたアートマネジメントができたとき、病院が病を治療する場所としてだけでなく、病を予防し、人と人を結びつけ、支え合い、命を育み、地域の文化を継承していく場としてハブ的機能を果たしていく可能性があるのではないだろうか」。

この文章に付け加えることはほとんどないが、緊張を強いられているのは医療スタッフ、つまり支える側の痛みであり、見過ごされがちなその痛みをほぐしていくことに着目しているのは重要だ。改めて、社会的包摂とは、支えが必要な側を包摂することだけでなく、全体の中で支え合っていく状況を生み出していくことではないかと強く思う。

医療現場の緊張は想像を絶するが、私たちもある種の「あきらめ」の中で生活しているのだから。

そもそもホスピタル（病院）という言葉はホスピタリティ（思いやり、心からのもてなし）という言葉から派生したものだ。語源のラテン語では、「旅人や客人を歓迎し、迎え入れる」という意味がある。近年のホスピタリティは、もてなしやサービスといった意味合いが強くなっているが、相手の機微に繊細に心を寄せるのみならず、相手の心持ちをあたたかくするという行動までを含んでいるだろう。

組織の中では見えにくくなってしまっているが、もともと人に備わっている思いやりの気持ちを、意識的に循環させていく、と森さんは述べていた。思いやりとは互いに関係しているという状況の中に生じるものだ。森さんの仕事は、この関係の中で見過ごされているほつれを見つけて修復していくことにあるのだろう。

ホスピタルアートが病院にもたらしたもの

しかし、私立病院ならいざしらず、独立行政法人になったとはいえ国立病院がこのようにアートプロジェクトを行なっているのは稀有な例である。民間の病院であれば、経営者がブランディングという観点から他の病院との差別化としてアートなどを取り入れる可能性は高い。しかし、公立の病院には差別化するという考え方はそもそも希薄だ。

しかも「アートを取り入れる」というと、多くの人々がすぐ問うのは「アートの費用をどう捻出するのか」という疑問だ。あるいは「なかなかアートに理解を示してくれない」「アートにかける予算がない」という悩みもよく聞く。また、デザインやディレクションという役割が対価として計上されないという悩みも根深くある。

こうした問いかけの裏側には必ず「どのような効果があるのか」という費用対効果の考え方がある。あるいは、「アートを導入して患者さんの回復などにどれだけ効果があったか」という問いもあるだろう。

しかし、これまでみてきたように、この病院のアートは、アート作品という特別な付加価値を導入するのでも、いわゆるアートセラピーを行なっているのでもなく、環境や業務の改善という側面が非常に大きいことに注目しなければならない。ここで導入されているのは、アートなのではなく、日常業務として不可欠な〝改善活動〟なのである。

したがって、アートディレクターは特別職ではあるが、アート導入費用として計上されているのではなく、普通の人件費であり、活動にかかる費用は維持管理費用の一部として計上されているため、病院内設備の改修費用の一部であったり、職員研修費用であったりする。もちろん、描かれた壁画などのメンテナンスなどもその費用の中に計上されている。設備環境や業務の改善を担うという役割にアートディレクターという肩書きとその活動を据えたのは、中川先生の慧眼と経営者としての英断としか言いようがないが、「ホスピタルアートを導入しようとして始まったわけではありません」（二二、三七ページ）という言葉の重みがある。

この病院でのアートの役割をまとめるとすれば、まずひとつ目に、作品そのものに役割があるのではなく、ここではコミュニケーションを誘発する媒介として位置づけられるということである。香川小児病院時代における環境の改善を出自とするこの病院のアートの導入は、いわゆる完成作品を導入することではない。アートという言葉の中に、「作品」と「制作」というふたつの意味が備わっているのだとすれば、この場合は「制作」に重点が置かれる。しかも、場を設定することで、組織に属する人、組織に関わる人、組織のある地域に関わる人々すべてがその場に関わることができるというしつらえのもと、制作プロセスを広く共有することに力を注いでいる。

ふたつ目は、そうしたプロセス体験を共有した結果として、最終的に出来上がったものに対して、多様な人々がそれぞれの立場から〝自分も関わった作品〟として愛着と自負を感じるものになるということである。プロセスに関わるということは、完成形のどこかに自己表現の痕跡が残るということであり、その表現に相対したときには必ず、その表現行為の記憶が蘇るからである。

さらに三つ目をあげるとすれば、これら一連の行為は「アートの制作」というよりは、「表現の誘発」と言うべきものであって、個々人が表出することを抑え込んだり溜め込んだりしている感情を表現というかたちで昇華させるところに特徴がある。

しかも、個々が表出した表現行為の集合体としての完成形の質は高い。この、「質の担保」にこそアートディレクションの意味があるわけで、その意味でアートディレクターの役割は、多数の人々が参加してつくるプロセスのディレクションであり、最終的に出てくるものの質のディレクションであり、そこで多様なコミュニケーションが誘発されるであろうことを想定することでもあるのだ。

森さんのいう「『痛み』を『希望』に」するという活動がどれだけ痛みを軽減したのかに関しては、測定できるものとできないものがあるだろう。例えば、院内サインがわかりにくいという「痛み」に対してわかりやすくする工夫が行なわれれば、アンケートなどで効果を測定することができる。芝生に入らないようにするという工夫にもそうした効果測定が可能だ。しかし、その表現である汽車のイラストがどれだけ効果を上げたかとか、こびとの家の形状がよかったか悪かったかということを測ることはできない。

壁画が描かれた建物の外壁が訪れる人々にとってどのような印象を与えるかということに対しての意見は集められるだろう。だが、壁画に参加した人の満足度や回復度などを測定することよりも、先に述べたように、参加して楽しかったとか「あれは私が描いたんだよ」とかいう日常生活の中に生じる工夫や刺激のほうが、愛着や自負につながるという考えで運営されている病院なのであって、よりよい状況を目指して動きつづけること、試行錯誤しながらよりよくしていく行為のほうに意味があるのだ。

二〇一九年に名誉院長となった中川先生の後を継いで院長に就任した横田一郎先生は、中川先生が根付かせたホスピタルアートの精神を継承し、さらに歩を進めていこうとしている。

「この病院を語る時にはホスピタルアートは必ず出てきます。だって、病院って一般的に『診察してます』とかしか言うことがないんですから（笑）」と横田先生は言う。

「ホスピタルアートは、他の病院とは異なるこの病院のアイデンティティになっています。もちろん、病院のメインストリームは診療です。それがなければ病院ではない。でも、診察して手術して、それでおしまい、というものでもない。治る人もいれば病気とずっと付き合っていく人もいます。そういうことも含めてその人たちをケアするのが病院だと考えていくと、ずっと療養していくために必要な環境を整えていくというのも、病院としての役割のひとつです」。

病院経営マネジメントに詳しく、かつて四国こどもとおとなの医療センターの臨床研究部で診療録ＩＴ推進室長も務めていた順天堂大学大学院医学研究科データサイエンス非常勤講師の中川義章さんは、次のように分析する。

「アートのあり方は、それぞれの客層というか、ターゲットにするべきものがなにかによって違ってしかるべきだと思います。この病院では、アートは香川小児病院における壁の破壊から来ています。このような状況に対しては、機械的な処理や注意などでは対処できません。そういう部分に対して訴えかけるという意味で、物理的な壁の修復に加えてなされたアートとしての壁画は非常に効果的でした。

病院管理の観点からいうと、資産形成として見た時にホスピタルアートはこの病院にとって非常に有効な手段です。資産価値として考えれば、絵を飾るほうが有効だと考える病院のあり方というのもあるでしょう。アート以外のなにか価値になるものを所有しているということが資産になるところもあります。

しかし、ホスピタルアートは絵としては売ることはできません。このスタイルでは、アートを維持するためではなく、病院という資産を維持するためのアートです。経営判断としてなにが重要かを決めた上でアートが必要だったわけです。この病院で働きたいという若手のお医者さんもいらっしゃる。そうするとこのようなスタイルを持っていることによって、お医者さんや看護師さんが集まりやすいスタイルをつくりやすくなる。この病院の姿自体が『こっちを向いてほしい』という理念を表している。要はこの病院自体に価値があるということなんです」。

この取り組みに共感して働きたいという若者が増えれば、この病院自体のブランド価値が生じている証左となるだろう。

さらに、元診療録IT推進室長の中川さんは「この医療センターがアートというコンセプトで成功しているのは、職員に圧倒的におかあさんが多いから」とも言っていた。「おかあさんたちが喜ぶものはこどもたちも喜ぶ。おかあさんたちが『ドアを開けてごらん』って言うと開けますよね。中に入っていると喜ぶ。おかあさんたちにすごく訴えかけているんです。働くおとうさんも多いのですけれど、働くただのおじさんたちはおかあさん的なスタイルがあるから誰かのおとうさんでいられるところもあります」。

この視点は、新病院のコンセプトとして森さんが「MAMA ENE HOSPITAL」というコンセプトを掲げた時、「父性的な医療の現場を補完するものとしての母性」と言っていたこととも符合する。

変わり続けることの大切さ

元看護部長の松本さんは、次のように言う。

「森さんのアートは終わるんじゃなくてずっと進行形なんですよ。それが違うんだと思うんです。壁画を描いて終わりじゃなくて、またどんどん進化している。その時にいた人だけでなく、またどんどん参加者が増えていくんです。『埃がかぶらないアート』というか……。病院ができる前にいろいろな病院を見てまわりましたけれど、高価な陶器が飾ってあったりとかいう病院があったんですけど、何年経っても同じなんですよね。きれいでも埃がかぶっているように思うんです。だからみんながついていけるというか。たぶん、みんなが困ったことがあって、一緒に考えて、どんどん一緒にしているんだと思うんです」。

フランスの哲学者アンリ・ベルグソンは、人間の本質はものをつくり、己を形成する創造活動にあると言った。自分たちでものをつくり、それによって環境が変われば素直に嬉しい。それは人間の根源的な喜びであり、尊厳である。そしてそこにいる人たちが手を加えながらつくっていくことには、反応と応答がある。包摂というのは包み込むことだが、包むということは内と外が生じるということでもある。その内と外の際の部分を調整していく作業がそこに生じる。それには終わりがない。変わり続けるということは、そうやって環境を自ら変えていく内発的な力の創造なのである。そして、この「内発的に変わりつづける力」がアートなのである。

第４章

私たちはなにを〝共創〟するのか

参加型のアートと参加型のデザイン

この病院で行なわれていることが非常に印象深かったのは、誰もが参加できる状況をつくりだしているということである。分析するとそこには参加型のアートと言える部分と参加型のデザインととらえてよい部分とが混在している。例えば、壁画を多くの人が少しずつ参加して描くプロジェクトは、作品制作という意味では制作に多人数、しかも制作を本業としない素人も参加することができる余白が用意されたプロセスで制作されるというものである。これはある意味で参加型のアートの手法として最もわかりやすいものと言えるだろう。一方、こびとの家のように、ある課題に対して多人数でディスカッションを交わし、そこで提案されたアイデアをかたちに落とし込んで設置するというプロジェクトは、参加型のアートとも言えるし、参加型のデザインとも言える。

そもそもアートはなにか、デザインとはなにか、と問うのはとても難しい。これまでも述べたように、アートは作品を指す場合も、作品をつくるプロセスを指す場合もあり、多くは専門家によるものと考えられてきた歴史は長い。しかし、専門家がつくるものも、趣味でつくられるものもアートと呼ばれ、ある意味で境界線は非常に曖昧だからである。デザインという言葉も同様に、デザインの定義も難しい。近代社会の中では、デザインは〝インテリア〟デザインや〝グラフィック〟デザインなどと対象によって細分化され、そのほとんどは各分野のデザインの専門家の手によるものとされてきた。と同時に、デザインは最終的にできたもののかたちや表現の部分を整えるものととらえられてきたのである。

それが近年、アートもデザインも専門性の束縛から離れていくと、アートにおける〝制作者―鑑賞者〟、デザインにおける〝つくり手―使い手〟という境界線が薄れ、対立構造が曖昧になったところに〝参加型〟というかたちが生じていると考えられる。もちろん、歴史・社会的に見て、欧米の社会闘争の歴史からひもとく考え方[1]もあるし、現代美術の文脈から言えば、森や湖といった人が関与できない環境の中で観客がその環境の中にわざわざ足を運ばなければ見られないランドアート（あるいはエンバイロメントアート）から、まちなかなど美術館やギャラリーではない場所での作品展示、作品単体でなく展示環境と一体となった展示方法（インスタレーション）などを経て、観客が展示されている作品に手を入れていくタイプの参加型アートから、作品を制作するプロセスそのものに人々が関与するタイプの参加型アートへと発展してきた流れが背景にあることは間違いがない。

日本の状況を見てみると、二〇〇〇年に初回開催された越後妻有アートトリエンナーレ「大地の芸術祭」をはじめとする、地域コミュニティと密接な関わりを持ちながら作品を制作するアーティストと作品制作の手法が認知され、「コミュニティ形成の一助となる参加型アート」に対する考え方が定着したと思われる。加えて言えば、インターネットの普及に伴い、アート作品にも「インタラクティブ（双方向性）」が用いられ、参加型というアート形式はさらに敷居が低くなっているということも言えるのである。

一方、デザインの文脈を見れば、分野が細分化され専門性が高まる中で、専門家が消費者に対して提案するという図式から、意思決定やデザインプロセスに工場で働く人々も参加しようとするスカンジナビアン・アプローチと呼ばれる一九七〇年代の参加型デザイン、障害を持つ方や平均的な人々と同じような生活を送ることができない状況にある人たちと専門家も交じりあってものや環境を考えていくというインクルーシブ（包摂的）なデザインプロセスなど、多様な人々とともにデザインしていく動きがある。また、分野ごとにデザインするのではなく人間の行為や感情を考えれば、人間はさまざまな分野を意識しているのではなく、すべてを自分と環境の関係性として総合的にとらえているのだというヒューマンセンタード（人間中心）のデザイン、そして現在では、ヒューマン&ネイチャーセンタード（人間と自然中心）、つまりは我々と地球環境との関係のあり方に焦点を当てていくという方向に向かっている。単純化していけば、デザインの文脈の中でも、「人と人、人と環境の関係性」がデザインの対象となっているのである。

コミュニティデザインはこうした流れから生じたものだ。特に、コミュニティデザインの根底には公共性のとらえ直しがある。当然のことながら、まちにはさまざまな人々が住んでいる。住むだけでなく、働きにくる人も学びにくる人もいる。高齢者もこどももいる。したがって、社会包摂の考え方は必然的に含まれる。コミュニティは誰かが提供してくれたものを享受するというよりも、そこに参加するさまざまな人々が活動を通じて育んでいくものであって、コミュニティの〝デザイン〟とは、そのような状況づくりの契機となるようなコトをつくるデザインなのである。

組織の中にコミュニティがあることの意味

日本では、地域コミュニティの活力の低下が指摘されている。どうやって地域のつながりを再生し、自由で生き生きした地域をつくることができるのかという課題に対して、コミュニティデザインは、内在する再生力を育もうとする。一方で、コミュニティが活性化するためには移住者を増やしていく施策と結びつき、行政の住民サービスの強化にむかいがちであるし、住民もまた行政に依存しがちだ。しかし、行政力にも限りがある。むしろ、行政も地域の人々と共創しながらよりよい地域づくりを目指す必要がある、という考え方は海外でもますます強くなっている。

そもそも、日本ではコミュニティというと地縁による地域コミュニティや、昆虫好きのコミュニティとか電車好きのコミュニティとかいうように共通の関心事のもとに集まる関心コミュニティなどがすぐに思い浮かぶだろうから、場所や関心事を同じくする人々の集団という意味合いが強くなる。会社などの組織も、組織そのものが人の集団であるから組織そのものがコミュニティであると言える。しかし、集団の結束であると考えると、外れてしまえば疎外が生じる。つまり集団の〝内〟〝外〟が生じてしまうのだ。

そうではなく、コミュニティとはもっとゆるやかな集まりのことである。欧米で言われるコミュニティは、自らが自発的に参加する場といった感覚がある。地域コミュニティはそもそも結束ではなく、集住している人々はそれぞれ思い思いに生きていて、ゆるやかにつながっているものではないか？　そして、地域コミュニティにしろ関心コミュニティにしろ、そこに自発的に関与することができることはもとより、参加によって生じる個々人の自負心が活動を支え、コミュニティの活力になると考える。個々人の自発性を尊重し、個々人がそれぞれの地域の中でコミュニティの一員であるという自負を表現できること（シビックプライド）[2]によってコミュニティの持続性が高まるのである。

ウェンガーとマクダーモットは、実践コミュニティは、「コミュニティ・オブ・プラクティス（実践コミュニティ）」という概念を提示し、実践コミュニティでは、「やってみて学んだ『体験知』（実践）が共有される」と述べた。[3]実践コミュニティにおいては、メンバーの参加も自由であり、参加は自由意志であり、熱心に参加する人もいていいし、傍観するだけでもいい。また、年齢や職場が異なるような多様な人々が参加したほうがいいと述べている。そしてコミュニティは参加によって少しずつ変容するという有機的なものであり、その中で人々も育まれていくと述べている。このような「育み」が実践コミュニティでは生じ、コミュニティ自体も育まれていく。

四国こどもとおとなの医療センターの「ボランティア室」は実践コミュニティである、と指摘してくれたのは、塩瀬隆之さんである。正直に言って、病院自体をコミュニティととらえていた私は、「管理組織の中にコミュニティというものが生じると、組織自体も変容させる」というウェンガーとマクダーモットの〝組織論における実践コミュニティの存在論〟にこの病院の軌跡を当てはめてみると、まさにピッタリと符合することに改めて気づかされたのである。

ウェンガーとマクダーモットのコミュニティ理論は、組織の中で「コミュニティは自発的で有機的なものだが、すぐれた設計（筆者注：＝デザイン）によって活気を誘引したり、場合によっては引き起こすことすらできるのだ」と述べている。[4] そして、このようなコミュニティが組織の中にあることによって、コミュニティが〝組織を変容させる〟のだというのである。

病院であるかぎり、組織管理的なシステムのもとに運営される。その中でボランティア室は、組織構造の中にありながら、組織のヒエラルキーや業務や立場によらない、自由に参加できる場としてのコミュニティなのである。

この病院の軌跡は、どのようにして実践コミュニティが形成されていったのかということをつぶさに教えてくれる。中川義信先生は決して、コミュニティを生成させようとしていたわけではない。むしろ、ある契機（ナースキャップが廃止されたこと）によって、慣習的に常識と思われていたことがくつがえされる経験をした。もうひとつの契機は、いずれ現在の環境が変わる（数年後に病院が統合され新たに建設される計画がある）ことがわかっているために、現状の中でさまざまな試みをしてみようと考えてみたことにある。古い建物だからこそきれいにしよう、患者さんたちの環境をよりよくしよう、といったアイデアを実行していったことが始まりだ。そしてその実践を病院の職員に呼びかけ、職員の中で〝興味をもった〟〝そういうことが好き〟という職員が率先して服をつくったり、ロゴを提案したりしたのである。このような香川小児病院での試みにより、結果的には実践コミュニティの形成の基盤がつくられたと言える。森合音さんの「ホスピタルアートの根源は、香川小児病院の頃のさまざまな試みにある」や、松本万里子さん（元看護部長）の「あの頃やっていたことがあったからできた」などの発言は、この時期が病院内にコミュニティが形成される最初の段階であったことの証言とも言える。

ウェンガーとマクダーモットは、コミュニティの発展には五つの段階があると述べている。それは「潜在」「結託」「成熟」「維持・向上」「変容」である。すでに存在するネットワークの中から生じ、ある可能性を念頭に入れながらテーマが設定され、なにをすればいいのかということが特定されて、行動に移される。第二段階の「結託」は、共通の関心や必要性に対する認識が高められるような活動が行なわれる。たぶん、この段階は、森さんが提案した「病棟にクスノキの壁画を描く」が実行されたことだろう。中川先生が、森さんをホスピタルアートディレクターとして雇用したことは大きい。実践コミュニティにおいては、この段階でコミュニティ・コーディネーターに正当性を与えることが重要とされているからである。森さんはコミュニティ形成期にいくつかのアートプログラムを考案し、ゆるやかな参加を促した。その後、新病院にアートを導入することを中川先生が決断したことによって、森さんがホスピタルアートディレクターというコーディネーターの位置づけとして認知される素地がつくられ、参加型アートプログラムを病院全体に広げていった。そして新病院ができ、ボランティア室ができてさまざまな人々の交流するコミュニティが視覚化されたことによって、定着（「成熟」）することとなったのだ。ただし、コミュニティは有機的で常に変化するものなので、成熟というのは固定されるということではない。組織の中でコミュニティが果たす役割が明確化され、実行され続けるという意味である。そしてそれが「維持」され、「変容」され続けていくのである。これが、「成長」とか「いつも進化している」といったような言葉につながっているのだと実感される。

なぜこうしたコミュニティが組織の中にあるとよいのか。それはコミュニティで得た知見が組織に還元されるからである。興味関心に基づくものであれ、目的に基づくものであれ、相互補完的な役割を果たし、先に述べたように、コミュニティも育まれると同時に、組織もその恩恵を受けるのである。地域の中にこうした多様なコミュニティがあるとよいのも、まさに同じように地域によってコミュニティが育まれ、コミュニティが育まれることによって地域も恩恵を受けるという相互の関係があるからである。

サードプレイスの本当の意味

また、「サードプレイス」としてのボランティア室についても触れておきたい。サードプレイスとは、一九八九年にアメリカの社会学者レイ・オルデンバーグが提唱した概念である。自宅でもなく、職場や学校でもない、心地よい第三の場所という意味で、日本では二〇一三年に翻訳本が出版されて日本でも広く知られることになった。[5] 某コーヒーショップが、息抜きができる場所として自らをサードプレイスと位置付けたことによってさらに知られることになった。

オルデンバーグの言う「サードプレイス」は、インフォーマルで気軽な場所である。ひとりになりたいと思う時にも、誰かと話したいと思う時にも、誰かと話したいと思って出かけたけれど誰もいなかったとしても心地よい場所である。インフォーマルな公共生活がないために、人々のストレスの解決手段は個人で解決するものになってしまっている、とオルデンバーグは言う。「人は家の外の世界で『病気になり』、家に引きこもることで『治る』という見解に、わたしたちは危険なまでに近づいている」とオルデンバーグは一九八九年の段階で書いている。そしてますます、かつては明瞭だった仕事と遊びの区別がつかなくなる。孤独を消費でまぎらわせるようになる。オルデンバーグの指摘はさらに現実のものとなり、「サードプレイス」の必要性は高まっている。オルデンバーグは、サードプレイスとは、このような社会の中における「公共生活」の場なのだと言うのである。

公共の場としてサードプレイスの事例をオルデンバーグは紹介しているが、NPO法人ソトノバのサイト(6)で、サードプレイスの八つの特徴を簡潔にまとめていたので、引用させていただこうと思う。

① 中立の領域＝個人が自由に出入りでき、誰も接待役を引き受けずに済み、全員がくつろいで心地よいと感じる、そんな場所
② 人を平等にするもの＝誰にでも門戸を開き、社会的身分差とは無縁な資質を重視することによって、他者の受け入れに制約を加えない場所
③ 会話が主な行動＝会話を重視し、ゲームのように楽しむ場所
④ 利用しやすさと便宜＝一日のどんな時間帯でも利用でき、近場にあってすぐに行

ける場所

⑤　目立たない存在＝地味で、飾り気がない外観や雰囲気を持っており、日常に溶け込んだ場所

⑥　その雰囲気には遊び心がある＝日常の規範から逃れるような感覚を感じられる場所

⑦　もう一つのわが家＝その場にいるメンバーがぬくもりと友情のある人づきあいができ、その場をつくっている集団の一員であるという自覚が持てるような公的なのに「家らしさ」がある場所

四国こどもとおとなの医療センターのボランティア室はこれらの特徴をすべて兼ね備えている。お金を払わなくても自由に入ることができ、医療者もボランティアも誰もがフラットな立場でいることができ、友達ができる。医療者と患者という固定された役割から解放される。いつでも空いていて自由に利用することができる。なにか手仕事をしたいと思えば材料が用意されていて、作業することができる。森さんがいなくてもボランティアさんがリーダーシップをとってくれることもある。会話が新しい気づきが自然に誘発する……さまざまな恩恵をもたらしてくれるのが、サードプレイスの良さであっ

て、それは意図的に生じるものではない。ただ、その「場」がもたらしてくれるのである。そして、こうした場があることによってコミュニティは育まれていくのである。

システミックに考えること

これまで、ホスピタルアートディレクターとして森さんに正当性を与えたことが実践コミュニティの発展過程における最初の一歩として大きいと述べたが、森さんは最初からコミュニティ・コーディネーターという役割として存在していたわけではない。先にも述べたように、プログラムを実践していく中でコミュニティとともに成長していったわけである。

コミュニティデザインは、デザインの文脈の中にあるが、必ずしもデザインの専門家がデザインを担うというわけではないことに着目しなければならない。というか、デザイナーであってもいいし、デザイナーでなくてもいいのである。

ソーシャル・イノベーションの理論家エツィオ・マンズィーニは、現代は誰もがデザインする時代であると言っている(7)。それは、社会が急激に変化しているので、これまでの慣習が通用しなくなっているからだという。ここで言われるデザインはものごとを新たな仕組みから考えなおす、ということを意味する。相互に助け合いが生じる高齢者と若者の共住アパートや、まちなかに食べられる植物を植えて誰でも採って食べられるようにする地域活動、喫茶店でありながらもホームレスの支援をするなどといった日々の生活の中から生じる、いわば草の根活動であり、それはすなわち、「デザイン」だが、「すべての人がデザインする」ことなのだとマンツィーニは言う。そこに新しい文化が生まれ、社会を少しずつ動かしていく。

ここで思い出されるのは、中川先生が「いままでにない、まったく新しい病院をつくる」という思いを抱いたということだ。厚生労働省は二〇一七年に「地域共生社会」というコンセプトを打ち出したが[8]、そのコンセプトづくりを担当された方が「社会が変わっているのだから、仕組みも変わっていかなければならない」と言っていたことを思い出す。社会環境が変化していくのに合わせて、慣習の上で微調整していくのではなく、変化に対応しながら「これまでにないこと」にもチャレンジしなければならない。しかも、社会変化が激しい昨今においては、持続すべき「これまで」と、変化させなければいけない「これまで」を見極めていく必要があるのだ。

現代社会の中でコミュニティ、ひいては社会と関わるデザインは、個別の商品やサービスのデザインとは異なり、さまざまな要素間の関係性に目を向けてデザインしていくアプローチである。イギリスのデザインカウンシルによる二〇二一年の報告書「ビヨンド・ネットゼロ：システミックデザインアプローチ」[9]は、環境問題や社会問題など現代社会が抱える複雑な課題に対して根本的に取り組み、現行システムを変革しようとした／している実践者へのインタビュー調査から分析している。システミックとは、全体性、統合性といった意味で、似た言葉に「システマチック」があるが、システマチックが組織的・体系的な統合性を指すのに対し、「システミック」は全体への浸透という意味合いで使われる。システミックデザインとは、いわば、社会に浸透させるデザインアプローチというようなニュアンスだ。

この報告書で興味深いのは、変革を志向して実践されたプロジェクトには、次の四つの役割を持つ人がいたと述べられていたことである。

それは、「システムシンカー」、「リーダー／ストーリーテラー」、「デザイナー／製作者」、「コネクター／コンペンター」である。

「システムシンカー」とは、プロジェクトに関わる複数の要素がどのように相互に関係しているか、それが時間とともにどのように変化しているのかを見極める、全体的な視点でとらえる人。

「リーダー／ストーリーテラー」とは、希望に満ちた未来を描き、その可能性や重要性について素晴らしいストーリーを語る人、複数の異なる価値観を持つステークホルダーと交渉し、賛同を得て仕事をやり遂げる粘り強さを持つ人。

「デザイナー／製作者」は、デザインとイノベーションのツールの力を理解している人。人々の動機や行動を起こさせるように、物事を具体的に目に見えるようにする人。

「コネクター／コンペンター」は、さまざまなバックグラウンドを持つ人々が共通の目的のもとに集まる場をつくり、点と点をつなぎあわせてムーブメントや需要を生み出す人。


この四つの役割はひとりの人が担っている場合もあれば、複数人がいる場合もある。また、必ずしもそれぞれの専門家である必要はないが、プロジェクトを効果的に進めるためには、この四つの役割が最初から満たされている必要がある、と書かれている。

これを読んだ時、これはまさにこの病院で中川先生と森さんが担っていたことではないかと思った。それを塩瀬さんは「便乗」という言葉で指摘したが、すなわち、「いままでにない病院をつくろう」というビジョンが、さまざまな人々がそれぞれの立場で思いを乗せて行くことができる箱舟となるように、アートプロジェクトがそれぞれの思いを目に見えるようにし、共通の目的のもとにつなぎ合わされていったのだと思う。

この病院には、レベルの異なるさまざまなコミュニケーションが埋め込まれている。コミュニケーション（意思疎通）とインフォメーション（情報伝達）は時に混同されることがあるが、例えば、「芝生に入らないでください」という看板はインフォメーションの看板だ。それを「ここにはこびとが住んでいます。静かにしてね」という話法は、コミュニケーションの話法だ。壁のニッチは、まさにコミュニケーションの場としてつくられている。言葉を介さずとも、扉の向こう側にいる人とのコミュニケーションが成立しているのである。インフォメーションはその情報の意味を伝えないが、コミュニケーションはそこに相互の解釈のもとに意味が形成される。

この病院におけるホスピタルアートは、コミュニケーションの言語であるとも言える。「痛みを希望に」はスローガンではなく、表現を通したコミュニケーションそのものである。コミュニティは「体系的（システマチック）」から最も遠いものである。アートは、コミュニティを体系や体制から解き放つ話法として行なわれていると考えられるのではないか。

同じようにアートを話法としてコミュニティの活動の軸に据えている事例として思い起こされるのが、大阪市西成区にあるＮＰＯ法人こえとことばとこころの部屋（通称：ココルーム[10]）である。西成区の中でも旧名・釜ヶ崎、またはあいりん地区とも呼ばれるエリアは、日雇い労働者のための簡易宿泊所が密集する地域で、現在は高齢の生活困窮者の多い地域である。詩人の上田假奈代さんが主宰するココルームは喫茶店で、ゲストルームも運営していて誰でも利用することができる。同時に、その地域の生活に困難を抱えた人たちにも開かれていて、表現と学び合いの場である「釜ヶ崎芸術大学」なる活動を行なっている。元日雇い労働をしていた方が学び合い、詩作をしたり、書道をしたり、演劇をしたり、造形したりしている。さまざまな人生、もしかしたら相当に困難な人生を歩んできたかもしれない人々の表現には驚かされる。美しいとかきれいとかではない、生《なま》の表現である。表現するということの根源を感じざるを得ない。

障害を持つ人のつくるアートは、アール・ブリュット、エイブル・アート、アウトサイダー・アートなどと呼ばれ美術館に飾られたりする。作品をつくる障害者を経済的に自立できるようにしようと、このようなアート作品のレンタルや作品をプリントしたTシャツなどの製品をつくったりして支援する団体や企業も近年多くなってきた。この病院で行なわれているアール・テロワールの仕組みはこのような試みのひとつと言える。

しかし、表現することの切実さも含めて、包摂するという森さんの姿勢は、アートが単なるツールとして利用されることを徹底的に拒んでいる。コミュニケーションの〝言語〟あるいは〝話法〟と言いたいのはその点で、この病院におけるデザインとアートが混在しているのは、環境を総体として考える態度と、アートによってコミュニケートするということが不離一体となっていることなのだ。

ケアする社会と終わらないデザイン

森さんは、「もともと人に備わっている思いやりの気持ちを、意識的に循環させていく」と述べていた。現代社会は思いやりや〝お互いさま〟といったような気持ちが失われつつある。というか、そういうものを発現させる機会というものが失われているのかもしれない。コミュニティや社会に関わるデザインやアートは、そうした人間の根源的なつながりの再生が、社会全体の恩恵となって現れることを願っている。現代社会では、高齢者や障害者やマイノリティのみならず、経済的な弱者も含め、社会的包摂が急務となっているが、お互いさまをベースにした互助で行ないにくくなっている。「孤立が社会経済的に大きな問題である」と二〇一八年に世界で初めて「孤立担当大臣」を任命したのはイギリスである。元気な頃は高齢でもパブに行けた人たちが病気になって引きこもり孤独になる。このような状況はもはや社会課題として取り組まなければならない、ということになる。しかし、「こうすればいい」という絶対的な解答があるわけではない。このような高齢者のケアのあり方を、個々人の問題としてではなく、社会全体の中で考えていかなければならない。

あるいは、医療を受ける患者さんたちの中には、病院で治療を受け続けるよりも、地域の活動に参加したりすることで活力が生じることに着目した「社会的処方」という考え方もある。これは医療的な行為というよりも、人々とのつながりやそれぞれの居場所づくりという考え方にもつながるものである。しかし、こうした課題を制度の側からだけでとらえてしまうと形骸化してしまう。

都内のある地域で「まちのお手伝いマネジャー」をしている社会福祉士で介護支援の専門家に、〝まちのお手伝い〟の話を伺った時、森さんと同じように、こんなことを口にされていた。高齢になって庭の手入れができなくなり、庭がどんどん荒れていくのを介護ベッドから窓越しに毎日眺めている人がいるという。「お庭を少しでもきれいにして、お花を買ってきてあげたり、種を蒔いて植えたりしてあげられると、希望がある生活に少し変化するのかなと思います」と。

いま必要なのは、どんな人でも小さくても希望を持ちながら生きられる社会だろう。それは単に病院だからとか、福祉だからということではなく、すべての人の日常の中にあるべきだろうと思う。そうなってこそ、自立しつつ共生する社会が見えてくる。それは日常の足元からしか生まれない。私たちが共創するのは、そうした日常であり、そういう日常があたりまえの社会なのである。

四国こどもとおとなの医療センターの取り組みはこれからも続いていくだろう。そして、互いの「痛みを希望に」していこうとする姿勢が、私たちのコミュニティにも、組織にも、ひいては社会にも不可欠なのだと思うのである。だからこそ、このようなコミュニティデザインには終わりがないのである。

（1）クレア・ビショップ著、大森俊克訳『人工地獄――現代アートと観客の政治学』フィルムアート社、二〇一六年

（2）伊藤香織・紫牟田伸子監修、シビックプライド研究会編『シビックプライド――都市のコミュニケーションをデザインする』『シビックプライド2【国内編】――都市と市民のかかわりをデザインする』（二〇〇八、二〇一五年、宣伝会議）

（3）エティエンヌ・ウェンガー、リチャード・マクダーモット、ウィリアム・スナイダー著、野村恭彦監修、野中郁次郎解説、櫻井祐子訳『コミュニティ・オブ・プラクティス――ナレッジ社会の新たな知識形態の実践』（翔泳社、二〇〇二年日本語版初版）

（4）同書、九三ページ

（5）レイ・オルデンバーグ、忠平美幸訳、マイク・モラスキー解説『サードプレイス――コミュニティの核になる「とびきり居心地よい場所」』みすず書房、二〇一三年

（6）NPO法人ソトノバ「『サードプレイス』はいかなる場所か？　訳書で徹底議論／リーディングクラブ#4」https://sotonoba.place/readingclub4

（7）Ezio Manzini, *Design, When Everybody Desings: An Introduction to Design for Social Innovation*, The MIT Press, 2015

（8）厚生労働省　地域共生社会のポータルサイト　https://www.mhlw.go.jp/kyouseisyakaiportal/

（9）"Beyond Net Zero：A Systemic Design Approach" Design Council https://www.designcouncil.org.uk/fileadmin/uploads/dc/Documents/Beyond%2520Net%2520Zero%2520-%2520A%2520Systemic%2520Design%2520Approach.pdf

（10）NPO法人こえとことばとこころの部屋 cocoroom https://cocoroom.org　上田假奈代『釜ヶ崎で表現の場をつくる喫茶店　ココルーム』フィルムアート社、二〇一六年

＊＊＊

謝辞と参考文献

本稿は、中川義信名誉院長と森合音さんによる著作・論考、および関係者へのインタビューによって構成いたしました。みなさまに深く御礼申し上げます。また参考とした文献は次の通りです。

・中川義信・森合音『扉を開ければ見えてくる新しい病院のかたち――今までになかったあたたかな病院をつくる』パレード、二〇二二年一一月
・『香川小児病院開院記念誌　成育〜明日への飛翔　1975〜2021』独立行政法人国立病院機構香川小児病院　二〇一三年二月
・パンフレット『扉を開けば見えてくる新しい病院のかたち。』独立行政法人国立病院機構四国こどもとおとなの医療センター
・創立五周年記念誌『5th Anniversary Memorial Book』独立行政法人国立病院機構四国こどもとおとなの医療センター五周年記念誌編集委員会　二〇一九年三月

終章——生きつづける病院

森 合音

鉄鋼が組まれ、コンクリートが流し込まれると
図面という殻を脱いで、建物が目の前に立ち上がってきた。
別々の色の作業服を着た職人さんたちが、一斉に
それぞれの「ものづくり」を始めると
工事現場に音が鳴り響く。高い音。低い音。
その重層的なうねりの中で
ゆっくりと確実に建物が鼓動し始めた。

身が引き締まるような
愛おしさとともに
私の胸に湧いてきたのは
「ああ。誰も、まだ知らないんだ。」
という未知なる病院への期待だった。

目指すビジョンは中川院長の頭の中にある。
図面に描かれたこの病院の構造を、設計士はよく知っている。
看護部長はスタッフの性格や能力を考慮して、配属を決めている。
事務部長は全体予算を調整し、決定や予定に目配りをしている。

みんなが、何もかも知っているみたいに忙しく準備している。
でも、本当は、まだ、誰も見たことがない。
その全体像を誰も知らない。
まさに今、そんな病院が生まれようとしているのだと。

内科医が見ているもの、外科医が見ているもの、精神科医が見ているもの
患者が見ているもの。患者の家族が見ているもの
どれも同じ、この病院のことなのに
よく聞いていると全部違う。
大切にしたいところが違う。
問題だと思っているところも違う。

でもそれは、同時にどれもかけがえのない「この病院のこと」なのだ。

病院という生命体は見る角度によって見える姿が違う。
真ん中はいつも曖昧で、変化し続け
刻々と変わる色彩を孕んでつかみきれない。
私たちはいつもそれを周りから眺めている。

この世界に「私」は一人なのに
私を見る人の数だけ「私」がいるように。

誰も見たことのない病院を作ろうとした中川院長が
エビデンスで構築された病院という空間の中に
アートという余白を作った。
アートディレクターはその余白の中で役割を与えられた。

その余白には初めに「痛み」を孕んだ現場の声が流れ込んでくる。
それは今まで居場所を与えられず、
でも切実に居場所を求めてさまよっていたものたちだ。
アートはその「痛み」をありのままに受け止めることから始める。
「痛み」のある場所に出向き、そっと耳を澄ます。
空気を感じながらその「痛み」の正体を想像する。
そして対話を重ねる。
そこにアートを導入する動機は明確だ。その「痛み」をなんとかするために。
それだけのためにアートディレクターは動く。
様々な人の知恵や経験をつなぎながら
「痛み」の向こうにあるはずの、見えない光を追いかける。
古いものを問い直し、新しい何かを生み出す。みんなで。
その手法は最初のプロジェクトから現在のプロジェクトまで変わらない。
アートディレクターはアートディレクター以外の存在との関わり方によって
その色やかたち、振る舞い、見え方を変える結果
「よくわからないもの」のままで私は今も医療スタッフと共にここに存在している。

院内にアートという余白を作った中川先生にも
かつて先生に余白という自由を与えてくれた先輩たちがいたという。
中川先生を信じて未来を委ねた多くの仲間がいたという。
「いい病院とは、スタッフが落ちているゴミを拾える病院のことだ。」
「数字だけを見ていてはいけない。
今、目に見えないものがいつかすべて数字になって見えてくる」と先生は言う。

二〇一九年、中川先生から院長のバトンを受け継いだ横田先生は、コロナ禍の中、新しい決断をした。

それは建物というハード面の「病院づくり」から意識というソフト面の「病院づくり」への移行だった。これまで中川先生と共に見えない想いをかたちにして来た私は、今度は横田先生と共に見えないものを、見えないままでつなぎ合わせる役割を担うことになった、意識を。それに伴って院内のアートの在り方も大きく変化した。

横田院長が新しく任命した他職種若手職員で構成されるサービスリーダー会は、コロナ禍で分断されがちな人と人（ここには患者もスタッフも入っている）をつなぐために発足した。そして薬剤部長、経営企画室長と共にアートディレクターがその会のオブザーバーを引き受けることになった。

「どんな状況にあっても、人はきれいなものに心惹かれるし、優しいものに触れればあたたかい気持ちになる。それは患者もスタッフも同じ。そして、当院にはフラットに人をつなぐアートがある」と、語る横田先生の思いはシンプルだ。

より良くなるためにそもそもそこにある、大切なものに気づくこと。つながり合い、その意味を再確認し共有すること。横田院長の目指すビジョンはトップダウンではなく、スタッフ一人ひとりが専門家として尊重され、つながり合い、患者のためになることを自発的に考える、自走する病院だった。

「人と人の見えない想いをつなぐ」ためサービスリーダー会が最初に目指したのは、「全員参加型の病院づくり」。つまり全員がこの病院づくりに関わっているかけがえのないメンバーであることを意識してもらうことだった。そのためにオブザーバーである薬剤部長、経営企画室長、アートディレクターは何度も対話を重ね、サービスリーダー会のメンバーが自分の発言に希望と責任を持ち、且つ自由に発言できるフラットな場になるよう準備をした。

それぞれがそれぞれの視点を持ち寄ってこの病院を眺める時、その真ん中に初めて病院は立ち上がってくる。そしてそれは常に変化し続けている。病院は建築物という「もの」であると同時に刻一刻と変化する「エネルギーの流れ」でもある。病院を物質として、効率よく動く機械工場のようなシステムとしてイメージするのではなく、そこに立ち上っては流れ落ちる、水の流れのように、全身をめぐる血液のように有機的な流れとして捉える。診療科が違うと、部署が違うと、見ているものが違う。だからわかり合えない。と、多様性を言い訳にし、専門性の壁で切り離すのではなく、見ているものが違うからこそ、違った視点を持ち寄ることで病院のより正確な全体像をつかむことができる、という逆転の発想。その共有。視点が違うことや意見が対立することを厭わず、むしろそこからまだ見ぬ新しいビジョンを想像する。この病院がどうなっていきたいのか対話を重ねる。

その上で何かの問題が起こった時、「誰かのせい」にして原因を排除するのでも、どこかから呼んできた専門家に丸投げして解決してもらうのでもない。自分も含めた全体の流れに原因があると捉え、みんなで「痛み」を受け入れながら循環させ、どこまでも浄化の努力を諦めないこと。サービスリーダー会の役割は病院環境を改善するため「見えない生命エネルギーの流れ」を意識した自発的で創造的な問題解決の方法を実践することだった。

例えば二年前からサービスリーダー会が主体となって取り組んだ接遇力向上の取り組み「あいさつ運動」では、サービスリーダー会が企画した様々なプロジェクトに院長はじめ各部署長が従うという通常業務の逆の流れを起こしている。「花ラウンドプロジェクト」では院長は院内の各部署に花を配りながら「ご苦労様」と声をかけて歩く。その日だけはアートディレクターの代わりに院長が花を配るのだ。最初はスタッフが恐縮して病棟のスタッフ全員を集めてお辞儀をしたこともあった。でも、数回繰り返せばそれは日常になり、病棟スタッフには威圧でも監視でもない「院長が私たちの病棟を気にかけていてくれる」というあたたかさだけが届く。

エネルギーを逆流させる取り組みの成果としてそれは数字にも表れつつある。患者にとってもスタッフにとっても様々なストレスを抱えるコロナ禍中にもかかわらず二〇二三年、国立病院機構が実施した患者満足度調査において、二年連続で当院の患者満足度は上がり、接遇力も向上している。

一二〇〇人のスタッフが存在する病院という組織の中では、情報を伝達しようとする場合、上下の垂直な流れをイメージするだけでは不十分だ。横のつながり、水平方向の流れなしに全体には行き渡らない。

現場の声を拾い、フラットな場で対話し、部署を超え水平方向に情報を拡張しながらスピーディーにトップに押し上げる。情報は螺旋状に全体を包むように登り、また、螺旋状に下降する。

トップの決定はきめ細かい現場の把握、できるだけ詳細な現場の情報という判断材料があってこそ的確なものとなる。その情報は実証的な数字・データや報告書により裏づけされるが、それだけでなく、生のまま、切実な感情も包摂させる。その情報伝達をサービスリーダーが補完するのだ。そうやって下されたトップの決定が現場で実践される時、時間の流れを加味してみれば、現場での実践が以後のトップの決定を変える原因を作っていると言える。つまり現場とトップ、原因と結果は逆転し続けながら循環している。循環に上下はない。包まれるようでいて包んでいる。動かされているようで動かしている。

こうして当院で共有されている「スピリット」は決して香川小児病院時代に突発的に始まったのではない。

新病院建設中に私は旧病院の敷地にある石碑の移設を担当することになった。最も古い石碑は乃木希典が師団長を務めた旧陸軍第一一師団の衛戍病院時代に造られたものだった。私は、そこに刻まれた漢文はきっと日露戦争の功績をたたえたものだろうと勝手に想像していた。いよいよ引越しの際、急遽応接室に飾っている古い額を整理することになり、そこで偶然漢文の訳文を発見した。それはあの石碑に刻まれた文章だった。そこには「戦時中といえども患者の心を励まし喜びを与えることは大切なことである。病院の有志が寄付を集めて病院とは別に娯楽施設を建設した」という内容が書かれていた。私は「ああ、病院にアートを導入したのは今回が初めてではないのだ。過去にも患者さんの心を励まそうとして「切実なものづくり」をした先輩たちがいた。これはまぎれもなくアートであり当院の伝統文化なのだ」と、時空を超えて強く励まされた。私たちは無意識のうちにその場に生きつづけるスピリットに導かれて今、ここに集っている。

病院という場には目に見えないエネルギーが存在し、絶えず循環している。病院とは苦しむ人を救いたくて止むに止まれず生まれた表現であり、その歴史の結晶とも言える。その場所には目に見える構造、技術、それに加えて目に見えない人間の思いやりのエネルギーがある。その総和こそが病院なのである。そして全てはつながり今この時も生き物のように変化している。

病院に関わったスタッフの数だけ、患者の数だけ、この病院は存在する。みんな見ているものが違う。それでいい。それだからいい。

それがまるでパズルのピースのように集まってこの病院はできている。病院をより良くしようと対話を重ね、創意工夫を続ければその中央に、常に新しい誰も見たことのない病院像が立ち上がってくる。それはまるでオーケストラのようだ。バイオリン、チェロ、コントラバス、打楽器、様々な楽器がそれぞれに奏でる音色が調和するときそこに、唯一無二の美しい音楽は生まれる。

そんな病院づくりの過程に関われば、お互いが影響し合い、つながり合い、すべてが人ごとではなくなる。

ここに流れているのは人の心と身体をつなぎ、時空を超えてスピリットをつなぐホリスティックな思いやりのエネルギーだ。「痛み」を循環させ、浄化させ、希望へと進化させる力。すべては「痛み」を観察することから始まる。誰にとっても「痛み」は最初受け入れがたく避けたいものだが、「痛み」から目をそらさずに、胸の内に疼く「痛み」を他者に表現することから始める。大声で助けを呼ぶのも、部屋にこもって絵を描くのも同じ切実な「痛み」の表現だと私は思う。そして、その「痛み」に共感してくれる誰かに、場所に、出会えた時にその「痛み」は少し変質する。共感を持って受け入れられ、励まし合えば、「痛み」はそれを超えていくための明確な指標にもなる。一人で背負いきれない「痛み」をパスし合って引き受け合えばそれは循環して、いつの間にかチームを強化するためのエネルギーの通り道ができる。「痛み」の先に希望はある。どこか遠い場所にあるのではない。

当院のアートはかつて「痛み」のあった場所に生まれ、患部にそっと手を当てるように息づいている。「痛み」が軽減されれば体の内側から感謝が湧いてくる。感謝が生まれれば次は自分がしてもらって嬉しかったことを誰かにしてみたいと思うようになる。やがて誰かの「痛み」に敏感になり、人ごとにしておけず引き受けたいと思うようになる。それはとても自然なことだ。そしていつの間にか、追いかけてきたはずの希望の光につながり、感応して、自分も誰かの小さな光になっていることに気づく。

その循環は時代によって見る角度によって「医療」と呼ばれたり「宗教」と呼ばれた

り「アート」と呼ばれたりする。呼び名が問題なのではない。大切なのはそこに流れる、お互いがお互いの幸せを願い合うあたたかい命の循環だ。患者も、医療スタッフも、アートディレクターも今、ここで、思いやりの歴史をかたちにした病院という場所で、共に生きつつ生かされている。誰もが進化の過程にある。「まだよくわからないもの」のままで。

四国こどもとおとなの医療センターは今日も新しくなり、生き続けている。

あとがき

二〇一九年に四国こどもとおとなの医療センターに初めてうかがってから、ずいぶん月日が経ってしまった。その後、すぐにコロナウィルスにより私たちの生活は、以前とは少し違ってしまった。まちを歩けばマスクをした人々とすれ違い、笑い合い飲み交わす機会もめっきり減った。しかし同時に、医療現場の痛みも切実に伝わってくる日々だった。そして、どれだけたくさんの人々が私たちの〝日常〟を支えてくれているのかということにも、日常というものがどれほど儚くつなぎとめられているのかということにも否応なく気づかされることになったのだった。東日本大震災をはじめとする自然災害や、世界のどこかで戦争や紛争が未だに起こり続けていること、そして痛みを抱えて生きている人々のことを知るにつけ、「痛みを希望に」という森さんの言葉の重みが増していく。

四国こどもとおとなの医療センターの実践の中には、痛みと希望を内包しながらも生きていく私たちに対するメッセージがあると思う。

中川義信名誉院長と森合音さんには多大なご迷惑をおかけしながらも、本書が出ることになったのは、塩瀬隆之さんとともに初めて病院に足を踏み入れたあの瞬間の感動が消えることがないからであり、その後にお話をうかがったり著作を拝見したりした中川先生と森さんに敬意を表し、その実践の素晴らしさを広く知ってほしいという気持ちでしかない。そしてこの病院がますます素敵になっていくことを願ってやまない。また、筑摩書房の大山悦子さんには編集者の鑑として深く頭を下げる。ありがとうございました。

紫牟田伸子

この本の出版のために、名誉院長の中川義信先生、院長の横田一郎先生をはじめ、関係者の皆様にはそれぞれの角度から当院でのアートの取り組みについて語っていただきました。

ライターの紫牟田伸子さんと京都大学の塩瀬隆之先生にはインタビューのために東京、大阪、広島と足を運んでいただき、常にあたたかい心と冷静な頭脳をもって当院で起こったことを読み解いていただきました。

始まったのは二〇一九年のことでした。あれから四年。

本作りの過程も病院づくりと同じ、見る角度によって見え方を変える当院の様相は簡単には捉えきれず、視点の違いやボタンの掛け違いから一度は手のつけようもない状態になりました。その状況下でも切実な「痛み」の表現は常に希望への第一歩でした。いつも変わらず応援し続けてくださった塩瀬先生、当院の取り組みを「伝える」ことを諦めなかった紫牟田さん、「痛み」を受け止め、ねばり強く編集してくださった大山さんのご尽力によって、見えなかった想いの集積が、こうして本というかたちになったこと、本当にありがたく奇跡のようにも感じています。

常に時代の先を見据え、長期的な視点でアートディレクターを育ててくださった中川先生、横田先生、関係者の皆様、病院のアート活動に共感し、共に活動してくれる数多くのスタッフ、アートボランティアの仲間たち。そして目に見えないスピリットたち。本当にありがとうございました。これまで関わってくださったすべての方々は、今の私が私であるためのかけがえのない存在です。出会えたご縁に感謝いたします。

これからも病院が優しい場所でありますように。

森　合音

インタビューにご協力いただいた方々

四国こどもとおとなの医療センター

名誉院長　中川義信さん

院長　横田一郎さん

小児アレルギー内科医長　木下あゆみさん

事務部長　山田茂晴さん

看護部長　武森八智代さん

副看護部長　明野恵子さん

看護師長　岡内淑さん

療育指導室長　安藝彩さん

元事務部長　宮本一男さん

元看護部長　松本万里子さん

ボランティア　上田仁子さん

ボランティア　長尾麻由さん

インタビューにご協力いただいた方々

画家　島田玲子さん
ＮＰＯアーツプロジェクト／画家　マスダヒサコさん
アーティスト／ボランティア　早渕太亮さん
株式会社山下設計　取締役副社長執行役員　藤田衛さん
東京本社第一設計部主管　三浦敬明さん
大成建設株式会社　横浜支店　作業所長　小川嗣雄さん
株式会社ケントジャパン　代表　早志稔さん、笹岡奈穂美さん、有田明美さん
富士フイルム　嶋野明正さん
元四国こどもとおとなの医療センター臨床研究部診療録ＩＴ推進室長　中川義章さん

2012	●院内サイン、内装、家具、備品の計画・施工・設置 ●霊安室・屋上庭園・地上庭園の計画・設計・設置 ●小児外来エントランスのからくり時計「このき」設置 ●成人外来エントランスの照明「こもれびのランプシェード」設置
2013	**四国こどもとおとなの医療センター開院** ●香川小児病院・善通寺病院思い出スケッチ自動販売機設置 ●院内オーダーメイド掲示板設置
2014	●手術室壁画「手術室の窓」制作 ●霊安室からの地下通路の壁画　「青い花に」制作 ●屋上庭園「空色パラソル」制作
2015	●香川県立善通寺養護学校（現香川県立善通寺支援学校）卒業記念壁画「海を渡る蝶」制作。以後毎年開催
2016	●若手事務職員の教育研修、エレベーターサイン改善「機関車の案内」 ●検査科プロジェクト「検査待合室に必要なアートとは」壁画制作 ●上記壁画にちなんだワイヤーアート作品設置
2017	●若手職員の教育研修、エントランス芝生保全「こびとの家」設置 ●機械棟プロジェクト「讃岐富士を描く」壁画制作
2018	●国立病院総合医学会、アートプロジェクト展示
2019	●リハビリセンター壁画「REBORN SEEDS」制作 ●リハビリセンター壁画「命としての種」制作 ●「検査科の葉」「放射線の花」設置（富士フイルム株式会社と協働）
2020	●レストラン改善、「MICHIRUBA」外壁画・内装 ●「アール・テロワール」概念の実践
2021	●コロナ禍への対策として院内TV局「Hos Tube」開局 ●院内環境に関わる全委員会にホスピタルアートディレクターがオブザーバーとして参加

病院における創造的な改善プロジェクト（2000～2021）

2000～	**香川小児病院で環境改善の取り組みが始まる** ●ナースキャップの廃止 ●病棟の壁面に看護師長さんの選んだ色を塗る実験をする ●看護師のユニフォームをデザイン ●重症心身障害児者病棟の入所者さんによる作品展・遠足
2008	**香川小児病院　アートプロジェクトスタート** ●急性期病棟の壁紙などをキャラクターのものに変える ●こども用の術衣をデザイン ●収納ポケットつきエプロンをデザイン、国際モダンホスピタル賞「こんなもの作ってみました！看護のアイデア de 賞」グランプリ受賞 ●「出来ることから始めよう国立病院機構 QC 活動」年間最優秀賞受賞 ●看護師長、副師長のユニフォームを変更 ●病院のエンブレム（シンボルマーク）を作る
2009	●「パッチワークの木と青い鳥たち」（第6病棟）
2010	●「旅する鳥」（第7病棟） ●病院フェスティバルスタート（以後2019年まで毎年開催） ●食堂までの通路をペイントして楠の葉ギャラリー（香川県立善通寺第一高校デザイン科の学生とボランティアによる）開設 ●クリスマスイルミネーションのデザイン ●「花と椅子の時間」（小さな扉のついた椅子）を設置 ●「ロータリーをガーデンに」スタート ●リハビリとアートの融合展（香川県立善通寺第一高校デザイン科の学生が半年かけて取り組んだリハビリにもなる作品の展示）開催
2011	**新病院アートプロジェクトスタート** ●クスノキの外壁画・内壁画デザイン計画 ●院内ニッチの設計 ●「風の伝言」絵画300点を収集

紫牟田伸子（しむた・のぶこ）

編集家・デザインジャーナリスト。「ものごとの編集」を軸に企業や社会・地域に作用するデザインを目指し、商品開発、ブランディング、コミュニケーション戦略などに携わる。共著書に『シビックプライド――都市のコミュニケーションをデザインする』、『編集学――つなげる思考・発見の技法』、『日本のシビックエコノミー――私たちが小さな経済を生み出す方法』など。桑沢デザイン研究所ほかで非常勤講師。

森 合音（もり・あいね）

独立行政法人国立病院機構 四国こどもとおとなの医療センター専属アートディレクター、NPOアーツプロジェクト代表、アーツミーツケア学会共同代表、宝塚大学客員准教授。二〇〇八年より香川小児病院、二〇一三年の統合により当病院に勤務。著書に、写真集『太陽とかべとかげ』、中川義信との共著『扉を開ければ見えてくる新しい病院のかたち』がある。

痛《いた》みを希《き》望《ぼう》に変《か》えるコミュニティデザイン

二〇二三年五月三〇日 初版第一刷発行

著者 紫牟田伸子
森 合音

発行者 喜入冬子

発行所 株式会社筑摩書房
一一一―八七五五 東京都台東区蔵前二―五―三
電話番号 〇三―五六八七―二六〇一（代表）

印刷・製本 三松堂印刷株式会社

ISBN978-4-480-86478-9 C0036